Eutanásia, Ortotanásia e Distanásia

Aspectos médicos e jurídicos

3ª Edição
Atualizada e Ampliada

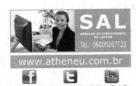

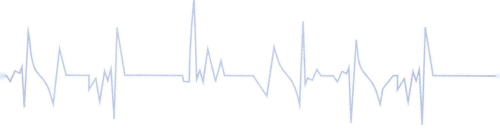

Eutanásia, Ortotanásia e Distanásia
Aspectos médicos e jurídicos

3ª Edição
Atualizada e Ampliada

Autores
Antonio Carlos Lopes
Carolina Alves de Souza Lima
Luciano de Freitas Santoro

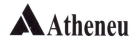

Editora Atheneu

São Paulo — Rua Jesuíno Pascoal, 30
Tel.: (11) 2858-8750
Fax: (11) 2858-8766
E-mail: atheneu@atheneu.com.br

Rio de Janeiro — Rua Bambina, 74
Tel.: (21)3094-1295
Fax: (21)3094-1284
E-mail: atheneu@atheneu.com.br

Belo Horizonte — Rua Domingos Vieira, 319
conj. 1.104

Capa: Equipe Atheneu
Planejamento Gráfico/Diagramação: Stampa Design
Produção Editorial: Texto & Arte Serviços Editorias

CIP-BRASIL. CATALOGAÇÃO NA PUBLICAÇÃO
SINDICATO NACIONAL DOS EDITORES DE LIVROS, RJ

L85e

Lopes, Antonio Carlos
Eutanásia, ortotanásia e distanásia : aspectos médicos e jurídicos / Antonio Carlos Lopes, Carolina Alves de Souza Lima, Luciano de Freitas Santoro. - 3. ed. atual. e ampl. - Rio de Janeiro : Atheneu, 2018.
il.

Inclui bibliografia
ISBN 978-85-388-0801-5

1. Direito à morte - Legislação - Brasil. 2. Direito à morte - Aspectos morais e éticos. 3. Ética médica - Brasil. 4. Bioética. I. Lima, Carolina Alves de souza. II. Santoro, Luciano de Freitas. III. Título.

17-46205   CDU: 344.8104197

21/11/2017   24/11/2017

LOPES, A. C.; LIMA, C. A. S.; SANTORO, L. F.
Eutanásia, Ortotanásia e Distanásia: Aspectos médicos e jurídicos - 3ª Edição

© EDITORA ATHENEU
São Paulo, Rio de Janeiro, Belo Horizonte, 2018.

SOBRE OS AUTORES

ANTONIO CARLOS LOPES

- Professor Titular de Clínica Médica da Escola Paulista de Medicina da Universidade Federal de São Paulo (EPM-Unifesp).
- Professor Titular de Medicina de Urgência pela EPM-Unifesp.
- Ex-diretor da EPM-Unifesp.
- Coordenador da Residência de Clínica Médica e Afiliado do Setor de Ensino e Pesquisa do Hospital Militar de Área de São Paulo (HMASP).
- Presidente da Sociedade Brasileira de Clínica Médica (SBCM).

CAROLINA ALVES DE SOUZA LIMA

- Livre-docente em Direitos Humanos pela Pontifícia Universidade Católica de São Paulo (PUC-SP), 2012.
- Professora da Graduação e Pós-graduação em Direito na PUC-SP.
- Advogada.

LUCIANO DE FREITAS SANTORO

- Especialista em Direito Penal pela Pontifícia Universidade Católica de São Paulo (PUC-SP).
- Mestre em Direito das Relações Sociais pela PUC-SP.
- Pós-graduado em Direito Penal Econômico e Europeu pela Universidade de Coimbra.
- Especialista em Direito Penal pela Escola Superior do Ministério Público.
- Advogado.

DEDICATÓRIA

Dedicamos esta obra a todas as pessoas que padecem de doença terminal e que, em razão de estarem no limiar entre a vida e a morte, devem ter garantido o direito constitucional de viver seus últimos momentos com dignidade e respeito aos princípios humanitários.

PREFÁCIO DA 3ª EDIÇÃO

Revisar, ampliar e atualizar esta obra é motivo de grande satisfação, porquanto envolve tema importante, atual e que precisa ser constantemente enfrentado pelo Direito, pela Medicina e pela Bioética. A ideia central da presente obra é a análise e discussão do direito à morte digna na atualidade.

Buscamos, nesta terceira edição, atualizar especialmente a Seção 3, que trata dos aspectos éticos e bioéticos da eutanásia, da ortotanásia e da distanásia. Primeiramente, ampliamos a abordagem a respeito do nascimento e da consolidação da bioética, para então analisar detalhadamente os quatro princípios fundamentais da bioética principialista, assim como introduzir e também discorrer sobre os princípios da precaução, da vulnerabilidade, da solidariedade, da privacidade, da confidencialidade, da liberdade de investigação, da responsabilidade, da qualidade de vida e da sacralidade da vida. Na apreciação dos vários princípios, nos valemos tanto da mais renomada doutrina como das preciosas contribuições trazidas pelos pareceres do Conselho Nacional de Ética para as Ciências da Vida de Portugal.

O referido Conselho foi criado na década de 1990, em Portugal, como órgão consultivo independente que funciona na Assembleia da República. Tem por missão analisar as questões éticas apresentadas em razão do desenvolvimento científico e tecnológico no âmbito da biologia, da genética, da engenharia genética, da medicina e da saúde em geral. O Brasil ainda carece de uma instituição desse porte, plural e nacional, com o propósito de analisar e discutir as principais demandas na seara da bioética no país.

O trabalho também inova ao ampliar a análise e discussão da importância dos cuidados paliativos no item *Uma Visão Holística do Paciente*. Em razão do fenômeno da medicalização da vida, que possibilita tanto abreviá-la quanto prolongá-la, muitas vezes de maneira demasiada, o processo de morte tem, não raras vezes, tornado--se um caminho longo, sofrido e angustiante.

Outra realidade experienciada na contemporaneidade é o aumento da expectativa de vida. Hoje, há a possibilidade de se viver mais e melhor, o que representa importante avanço em termos de quantidade e especialmente qualidade de vida. Todavia, somos seres finitos e o envelhecimento em algum momento será acompanhado por doenças crônicas e seus desdobramentos. A longevidade aumenta a incidência de várias doenças, cada uma com suas complexidades e demandas, inclusive econômicas. Por isso, a demanda por cuidados paliativos tende a crescer cada vez mais não só no Brasil, mas no mundo todo. Nesse cenário, o Brasil será em 2020 o sexto maior país em população idosa do mundo.

O contexto atual apresenta novas demandas para o Direito, a Medicina e a Bioética. Em primeiro, é preciso nos render à nossa condição de seres mortais e usar a tecnologia na área médica a favor do bem-estar holístico do ser humano. A tecnologia em si é apenas uma ferramenta. A questão é saber como e quando usá-la. Sabemos que, com os avanços técnico-científicos, é possível nos curar de uma doença classificada como mortal, mas não vencer nossa condição de seres mortais.

Enfrentar a morte não é demanda fácil. No entanto, fazer uso da tecnologia em prol da preservação da vida em condições inaceitáveis, ao buscar adiar o inevitável, vem gerando mais dor e sofrimento ao ser humano do que possibilitado um morrer em paz. Por isso, em razão de uma realidade imodificável, o ideal é aceitar e respeitar a morte e seu processo como naturais, para podermos enfrentá-los de maneira mais suave, dentro das possibilidades reais do existir humano.

O trabalho também analisou duas importantes pesquisas sobre "qualidade da morte" no mundo, realizadas pela Consultoria Economist Intelligence Unit, solicitadas pela Fundação Lien e publicadas em 2010 e 2015 pela revista *The Economist*. A primeira avaliou 40 países, dentre eles o Brasil, colocado em 38º lugar. Já a segunda pesquisa avaliou 80 países, tendo o Brasil ficado em 42º lugar. As pesquisas se utilizaram de dados oficiais dos países analisados, estudos científicos sobre a temática e entrevistas com variados profissionais que estudam e atuam na seara dos cuidados paliativos.

Segundo a pesquisa de 2015, esperamos e desejamos ter uma boa morte ou uma boa vida até o final. No entanto, até bem recentemente, havia pouco enfoque e conscientização sobre o tema, assim como pouco investimento em recursos e políticas de educação que tornassem essa realidade possível na maioria dos países. O engajamento público vem crescendo em muitos países, assim como políticas públicas para alcançar alta qualidade nos cuidados paliativos têm ganhado destaque nos últimos anos. Alguns países fizeram grandes avanços ao melhorar o acesso aos cuidados paliativos.

No entanto, apesar dos avanços na prestação dos cuidados paliativos em muitos países, ainda resta muito a ser feito. Até mesmo os países no topo do *ranking*, atualmente, têm dificuldade em fornecer serviços de cuidados paliativos para todos os cidadãos. Faz-se também necessária a mudança de mentalidade, com vistas a se priorizarem os cuidados paliativos quando indicados e não os tratamentos curativos.

Por fim, o trabalho apresenta um item específico para discutir o estado vegetativo persistente. Trata-se de realidade complexa, que gera muito sofrimento para as pessoas envolvidas, seja no âmbito familiar, seja no âmbito médico, e ainda não solucionada no campo legal, no da medicina e no da bioética. Ainda permanecem muitas indagações. Qual deve ser a postura do médico? Iniciar ou não um tratamento? Continuar um tratamento já iniciado ou interrompê-lo? Qual é a decisão que melhor atende ao respeito à dignidade e aos direitos do paciente em estado vegetativo persistente? Qual é a decisão mais humanizada?

O presente estudo também ampliou a análise dos tratados, declarações e resoluções de direitos humanos no âmbito internacional relacionados à temática, o que veio a enriquecer ainda mais a pesquisa.

Por fim, cabe destacar que a revisão, atualização e ampliação da presente obra não pretende, é claro, esgotar tema tão complexo e amplo, mas sim contribuir para o esclarecimento, a discussão e a reflexão sobre esse tema tão relevante para a sociedade.

Os Autores

PREFÁCIO DA 2ª EDIÇÃO

Tanto a primeira quanto a segunda edição deste livro nasceram da admiração que nós, autores, nutrimos uns pelos outros ao longo desses últimos anos. Por isso, revisar, atualizar e ampliar a presente obra é uma grande satisfação para todos nós.

Ampliamos a presente obra ao apresentar alguns apontamentos sobre a história da eutanásia, recortes do direito comparado e a declaração prévia de vontade para o fim da vida, também conhecida como testamento vital.

Ao analisarmos a história da eutanásia, verificamos que nem sempre houve distinção precisa, tanto no campo cultural quanto no jurídico, do ato de "matar" e de "deixar morrer". O homicídio, a eutanásia e a tentativa de suicídio nem sempre foram compreendidos distintamente ao longo da história da humanidade. Em muitas passagens históricas, verificou-se confusão entre o homicídio, a eutanásia, o auxílio ao suicídio e o genocídio.

Já a ortotanásia, sinônimo de cuidados paliativos, tem seus requisitos fundamentados na bioética, e é tema novo, dos séculos XX e XXI, não obstante ter sua origem no nascimento dos *hospices* relatados desde a Antiguidade.

Verificou-se que, apesar de a prática da eutanásia estar presente ao longo da história das mais diversas civilizações, desde os chamados povos primitivos e antigos, a maioria das suas antigas formas de manifestação não guarda relação com o que hoje concebemos tanto como eutanásia quanto como ortotanásia, que é objeto de análise deste livro.

Quanto ao Direito Comparado, constatou-se que na grande maioria dos países a eutanásia tem sido considerada, com certas nuanças, crime contra a vida. Apenas Holanda, Bélgica e Luxemburgo permitem a eutanásia ativa direta e indireta em suas legislações. Holanda e Bélgica em 2002, e Luxemburgo em março de 2009. Esses países estabelecem requisitos expressos e específicos em suas respectivas legislações para a prática legal da eutanásia pelos médicos.

Já a ortotanásia tem sido aceita com relativa facilidade em muitos países, porquanto proporciona a morte digna, amparada nos cuidados paliativos. Há inclusive documentos internacionais de direitos humanos que protegem os direitos dos pacientes terminais para que seja garantida a morte digna.

No âmbito nacional, já havíamos analisado na primeira edição a Resolução n. 1.805/2006, que cuida da ortotanásia na esfera da ética médica. A partir desta edição, analisamos a referida resolução em conjunto com a Resolução n. 1.995/2012, também do Conselho Federal de Medicina, e que cuida da declaração prévia de vontade para o fim da vida também como conduta ética por parte dos médicos.

A partir da Resolução n. 1.995/12, realizamos breve estudo da declaração prévia de vontade para o fim da vida pelo viés legal. Comentamos a Lei Paulista n. 10.241/1999, que dispõe sobre os direitos dos usuários dos serviços e das ações de saúde no Estado de São Paulo. Referida lei especifica vários direitos dos pacientes, dentre eles o direito de o paciente consentir ou recusar, de forma livre, voluntária e esclarecida, e com adequada informação, os procedimentos diagnósticos ou terapêuticos a serem nele realizados. No âmbito nacional, verificamos que ainda não há regulamentação legal da declaração prévia de vontade para o fim da vida, o que demanda atuação dos nossos legisladores.

Buscamos também, nesta segunda edição, atualizá-la com comentários à parte da jurisprudência brasileira, que já se posiciona pela direito à morte digna por meio da garantia da ortotanásia, também conhecida no âmbito médico como cuidados paliativos. A ação mais emblemática é a Ação Civil Pública n. 2007.34.00.014809-3, que tramitou perante a 14ª Vara Federal da Justiça Federal do Distrito Federal e foi proposta pelo Ministério Público Federal. Referida ação trouxe o entendimento da ortotanásia como conduta lícita e amparada na Constituição de 1988. Ainda com o objetivo de atualizar o conteúdo aqui tratado, fizemos breves comentários ao mais recente anteprojeto de Código Penal, datado de 2012, na parte que trata da eutanásia e da ortotanásia.

Ao final da obra, clamamos pela maior aproximação do Direito com a ética médica e a bioética, para que tais questões possam ser mais bem conduzidas e possam efetivamente proteger os direitos dos pacientes e permitir aos profissionais da saúde, em especial ao médico, exercer seu ofício com humanismo.

Com isso, buscamos revisar, atualizar e ampliar a presente obra, sem, é claro, a pretensão de esgotar tema tão complexo e amplo, mas com a intenção de contribuir para o esclarecimento, a discussão e a reflexão sobre temas tão atuais e relevantes para a sociedade como um todo.

Os autores

PREFÁCIO DA 1ª EDIÇÃO

Nas situações clínicas irreversíveis e terminais, o médico evitará a realização de procedimentos diagnósticos e terapêuticos desnecessários e propiciará aos pacientes sob sua atenção todos os cuidados paliativos apropriados.

(Código de Ética, Capítulo I, inciso XXII, Princípios Fundamentais)

Maria foi psicóloga durante toda sua vida. Dedicou-se como poucos a cuidar de pessoas. Ajudou-as a viver melhor, com alegria e energia. Do alto dos seus mais de 85 anos, ela, ainda muito lúcida, estava mal de saúde. Seu estado se agravava e seu padecimento era enorme, medonho. Ela sofria e, com ela, todos os seus familiares. O interminável vai e vem de casa para o hospital virara uma triste e cansativa rotina. Não aguentava mais. Na sua última internação, perguntou ao médico que a assistia:

— Doutor, o Sr. acredita em Deus?

— Obviamente, claro, respondeu-lhe.

— Mas que Deus é esse seu, doutor?

— O mesmo que o seu, Maria.

— Não, doutor. O meu Deus não deixa a gente sofrer. Não pode ser o mesmo.

Maria se foi para o descanso eterno, como queria e merecia. Embora pareça óbvio que se ajude alguém a nascer, muitos ainda não admitem e - pior - nossa lei reprova quando se ajuda a morrer. Sim, ajudar a partir, por mais estranho que possa parecer, é tão importante quanto ajudar a chegar ao mundo. Lembro-me do caso dos meus próprios pais, de abençoada memória, que após longo padecimento em hospitais e sempre nas mãos dos melhores especialistas foram, finalmente, sedados e, assim, adormecidos, rumaram para o eterno.

Casos como os de Maria ou o dos meus pais estão no cotidiano dos hospitais. Todavia, vivemos uma situação de muita hipocrisia. Como há uma fronteira nem sempre clara entre a socialmente admitida ortotanásia e, de outro lado, a eutanásia, ou, em português claro, entre o que é crime e o que não é, persiste uma situação em que médicos e familiares de pacientes terminais fazem uma espécie de pacto de silêncio, ficando os profissionais e os familiares com o pesado fardo de suas opções semipúblicas/semiclandestinas.

O tema da eutanásia suscita uma variada e difícil gama de questões. Éticas, jurídicas e até religiosas. Sobressai o fato de que a defasagem de nossa lei penal em relação ao assunto é ainda mais preocupante. De fato, tudo o que se passa na clandestinidade acaba gerando um mascaramento das situações, que tanto pode acobertar práticas honestas e nobres, quanto as maiores baixezas e vilanias.

Quem se der ao trabalho de pesquisar no campo do direito penal como se fundamenta a proibição da eutanásia vai encontrar em Nelson Hungria, o maior penalista brasileiro do século XX, alusões de caráter profundamente religioso ao sentido do sofrimento como a purificação da alma, ou como fator de elevação moral[1]. Algo totalmente incompatível com o Estado laico e com a própria dignidade humana que a Constituição enfatiza e apresenta como um dos fundamentos de nossa República.

---

1 *Comentários ao Código Penal*. 6. ed. Rio de Janeiro: Forense, 1981, V/128.

Autores brasileiros mais modernos admitem que a ortotaná-sia, consistente na interrupção de uma vida mantida artificialmente por aparelhos, não seja incriminada[2], mas são unânimes na afirmação de que o Código Penal brasileiro não reconhece a impunibilidade da eutanásia, que é tratada como "homicídio privilegiado" e cuja pena mínima é de quatro anos de reclusão. No entanto, é tempo de rever e repensar as coisas.

Do mesmo modo que, segundo interpretação prevalecente até, ao menos, o final dos anos 80 do século passado, o Código Penal em vigor admitia o assim chamado homicídio passional, excluindo a criminalidade daqueles que matavam as esposas infiéis e/ou seus amantes em nome da honra, está mais do que na hora de se atualizar a interpretação dos dispositivos legais aplicáveis à eutanásia. Enfim, de se realizar um *aggiornamento* segundo a Constituição. Afinal, se foi possível, pela via interpretativa, conviver com a exclusão da criminalidade nos homicídios em legítima defesa da honra, não há porque não se conviver com a eutanásia que, em nome da dignidade humana, abrevia o padecimento dos pacientes terminais.

Como quer que seja, com a obra que agora se apresenta ao público, o leitor tem em mãos um trabalho da mais alta qualidade que lhe permitirá não apenas distinguir os conceitos de eutanásia, ortotanásia e distanásia, mas entender o plexo de normas que baliza o tema. Da Constituição ao Código Penal e alcançando uma abordagem bioética, o leitor poderá inteirar-se e posicionar-se com segurança. Mais do que isso, temos na obra a abertura para novos horizontes no tratamento da matéria que se apresenta tão intrincada.

---

2   Julio Fabbrini Mirabete. *Manual de direito penal*. 24. ed. São Paulo: Atlas, 2006, II/34.

Por fim, embora os autores representem nomes que dispensem apresentações, não é demais dizer que são expoentes em suas áreas de atuação. Carolina Alves de Souza Lima é destacada pesquisadora do tema em estudo, Doutora em Direito pela PUC e Professora da mesma instituição. Luciano de Freitas Santoro é Mestre em Direito das Relações Sociais pela PUC/SP; Pós-graduado em Direito Penal Econômico e Europeu pela Universidade de Coimbra; Advogado, Professor universitário e autor do livro *Morte Digna: O Direito do Paciente Terminal*. Já Antonio Carlos Lopes, médico dos mais conceituados, inclusive fora do Brasil, um humanista ímpar é, além de Professor Titular e Diretor da renomada Escola Paulista de Medicina, hoje integrante da Universidade Federal de São Paulo — Unifesp - seu diretor.

Alberto Zacharias Toron
Ex-presidente do Instituto Brasileiro de Ciências Criminais
Professor licenciado de Direito Penal da PUC-SP
Advogado Criminalista

APRESENTAÇÃO

O livro *Eutanásia, Ortotanásia e Distanásia: aspectos médicos e jurídicos* aborda um tema extremamente importante e bastante polêmico que tem provocado calorosas discussões acadêmicas e midiáticas. No centro desse cenário, que diz respeito a toda a sociedade, encontra-se o médico e seus dilemas profissionais, religiosos, jurídicos e, sobretudo, éticos, sobre a prática da eutanásia, ortotanásia e distanásia.

A principal discussão gira em torno do direito à morte digna. Apesar do conceito de eutanásia distinguir-se completamente do genocídio e da eugenia, o passado histórico marcado pelas práticas de extermínio ocorridas durante o nazismo alemão é o maior obstáculo à discussão do direito de morrer dignamente.

Sob o prisma da legislação, o assunto se entrelaça à estrutura jurídica brasileira e de proteção dos direitos humanos, amparado pelo artigo 1º da Constituição que estabelece o respeito à dignidade da pessoa humana e à cidadania.

A Constituição define que ser cidadão é ter direito à vida, à liberdade, à propriedade, à segurança, à igualdade, ou seja, a todos os direitos civis. Complementando este inciso, está o respeito à dignidade da pessoa humana, ou seja, o reconhecimento da autonomia pessoal do indivíduo conduzir sua própria existência e ser respeitado como sujeito de direitos. Em última análise, soberano em suas próprias decisões.

Paralelamente, está o olhar do profissional de saúde, que reconhece, nos tempos modernos, a Medicina impulsionada pela tecnologia de ponta e pelos avanços da Terapia Intensiva com seus competentes profissionais. Essa realidade permite ao médico inúmeros recursos para prolongar a vida do paciente portador de doença em fase avançada, privando-o, por outro lado, de uma morte digna e sem sofrimento.

O bom profissional da saúde, que teve formação acadêmica e humanística, deve estar ciente de seu dever de cidadão, que é oferecer cuidado digno aos pacientes, a fim de dar a eles todo o suporte psicológico, espiritual e emocional, garantindo-lhes assistência médica de excelência, para que desfrutem de uma sobrevida de qualidade até o momento derradeiro da morte.

Então, fica o dilema no ar: direito à morte digna ou preservação da vida de maneira apenas quantitativa?

Sem a intenção de esgotar o assunto, médico e juristas se reúnem para apresentar uma análise crítica sobre a legislação que envolve o importante tema, dentro de conceitos bem estabelecidos na literatura.

Os autores sentem-se felizes com a certeza de estarem trazendo uma relevante contribuição para médicos, juristas e, em sua instância maior, para a sociedade.

Os autores

SUMÁRIO

Seção 1 — A Constituição Federal de 1988, a Proteção dos Direitos Humanos e da Dignidade da Pessoa Humana

1.1. O Ordenamento Jurídico Constitucional Brasileiro como Sistema de proteção dos Direitos Humanos e dos Direitos Fundamentais 32

1.2. Dignidade da Pessoa Humana: Conceito e Perspectiva Filosófica 39

1.3. Dignidade da Pessoa Humana: Fundamento e Limite do Estado Democrático de Direito Brasileiro 40

1.4. O Direito à Liberdade no Estado Democrático de Direito Brasileiro 43

1.5. O Direito à Vida na Constituição Federal de 1988 46

1.6. O Início e o Fim da Vida Humana e a sua Proteção Jurídica 55

1.7. Conceito de Morte e os Critérios Utilizados para a sua Detecção 61

Seção 2
A Constituição Federal de 1988 e o Direito à Morte Digna: Análise da Eutanásia, da Ortotanásia e da Distanásia

2.1. Introdução 68

2.2. Conceito: Eutanásia, Ortotanásia, Distanásia, Suicídio Assistido e Mistanásia 70

2.3. Breves Apontamentos sobre a História da Eutanásia................ 78

2.4. Direito Comparado.. 89

2.5. Aspectos Jurídico-Penais... 102

2.6. Declaração Prévia de Vontade para o Fim da Vida: Testamento Vital... 110

    2.6.1. Resoluções n. 1.805/2006 e n. 1.995/2012 do Conselho Federal de Medicina............................ 112

    2.6.2. Breves Comentários sobre a Lei Paulista n. 10.241/99 118

Seção 3
Aspectos Éticos: Eutanásia, Ortotanásia e Distanásia à Luz dos Fundamentos e dos Princípios da Bioética

3.1. Bioética e seu Nascimento 122

3.2. Fundamento e Princípios da Bioética.. 126

    3.2.1. Princípio da Beneficência 129

    3.2.2. Princípio da Não Maleficência 130

    3.2.3. Princípio da Autonomia... 132

    3.2.4. Princípio da Justiça 139

    3.2.5. Princípio da Precaução 143

    3.2.6. Princípio da Vulnerabilidade 146

    3.2.7. Princípio da Solidariedade.. 148

    3.2.8. Princípio da Privacidade e da Confidencialidade......... 149

    3.2.9. Princípio da Liberdade de Investigação e Princípio da Responsabilidade... 151

3.2.10. Princípios da Qualidade de Vida e da
Sacralidade da Vida 152
3.3. Aspectos da Ética Médica 156
3.4. Cuidados Paliativos: uma Visão Holística do Paciente 164
3.5. Qualidade da Morte no Mundo 174
3.6. O Drama do Estado Vegetativo Persistente 188

Conclusão 194
Bibliografia 197

INTRODUÇÃO

> O sofrimento somente é intolerável se ninguém cuida.
> (Dame Cicely Saunders)

A eutanásia é um dos temas mais polêmicos em discussão na sociedade contemporânea. É atual e ao mesmo tempo um dos mais antigos na história da humanidade, porquanto está diretamente relacionado à concepção de vida e de morte. Tais concepções nos remetem a profundas discussões em diversos campos do conhecimento, como a Medicina, o Direito, a Ética, a Religião, a Biologia e a Psicologia.

A eutanásia é conceituada como morte boa, morte suave e sem dor. A etimologia da palavra nos reporta aos vocábulos gregos *eu* (boa) e *thanatos* (morte). Ela pode ser concebida de dois ângulos completamente diferentes. O primeiro deles é aquele que a considera sempre como sinônimo de homicídio ou de suicídio. Tal visão baseia-se na interpretação que concebe a vida como um direito absoluto e, como consequência, entende que toda e qualquer forma de supressão da vida humana configura ofensa ao bem jurídico vida.

Muitos dos defensores dessa primeira posição apontam o "programa eutanásia" nazista como uma de suas justificativas para a absoluta contrariedade à eutanásia na atualidade, pois o referido programa conduziu à deliberada e sistemática eliminação de milhares de seres humanos, fundado no princípio da supressão de seres carentes de valor vital[1].

No entanto, cabe salientar que eutanásia se distingue de genocídio. É o que expõe Roberto Baptista Dias:

> O extermínio em massa levado a efeito pelos nazistas, após a ascensão de Hitler ao poder na Alemanha, com o intuito de 'purificação da raça', é um dos exemplos mais marcantes de genocídio baseado na eugenia, que remetem à equivocada ideia de eutanásia[2].

Apesar de a eutanásia distinguir-se completamente do genocídio e da eugenia, e não guardar qualquer relação com estes, da ótica dos direitos humanos e da bioética, a memória das práticas de extermínio ocorridas durante o regime totalitário nazista alemão é, até hoje, o maior obstáculo à discussão contemporânea do direito de morrer dignamente tanto no Direito quanto na Bioética[3].

A segunda compreensão da eutanásia é aquela pautada no respeito ao direito à morte digna e que compreende fundamentalmente a discussão da ortotanásia, mas também da distanásia e da eutanásia em si. De acordo com Claus Roxin, por eutanásia:

> (...) se entiende la ayuda prestada a una persona gravemente enferma, por su deseo o por lo menos en atencíon a su voluntad presunta, para posibilitarle una muerte humanamente digna en correspondencia con sus propias convicciones[4].

---

1 Ana Maria Marcos Del Cano. *La Eutanásia: Estúdio Filosófico-Jurídico*. Madrid: Marcial Pons,1999. p. 30-31.

2 Roberto Baptista Dias da Silva. *Uma Visão Constitucional da Eutanásia*. Tese de Doutorado. São Paulo: PUC/SP, 2007. p. 108-109.

3 Débora Diniz. Quando a Morte é um Ato de Cuidado. In: *Nos Limites da Vida: Aborto, Clonagem e Eutanásia sob a Perspectiva dos Direitos Humanos*. Coordenadores: Daniel Sarmento e Flávia Piovesan. Rio de Janeiro: Lúmen Júris, 2007. p. 299.

4 Claus Roxin. Tratamiento Jurídico-Penal de la Eutanásia. In: *Eutanasia y Suicidio: Cuestiones Dogmáticas y de Política Criminal*. Trad.: Miguel Olmedo Cardenote. Granada: Comares, 2001. p. 3.

O presente estudo pretende analisar a eutanásia, a ortotanásia e a distanásia, da ótica dos Direitos Humanos e da Bioética no Estado Democrático de Direito brasileiro. Para tanto, antes de ingressarmos no estudo específico dos referidos institutos, faremos uma análise do ordenamento jurídico constitucional brasileiro como um sistema de proteção dos direitos humanos e da dignidade da pessoa humana.

SEÇÃO 1
A CONSTITUIÇÃO FEDERAL DE 1988, A PROTEÇÃO DOS DIREITOS HUMANOS E DA DIGNIDADE DA PESSOA HUMANA

1.1. O ORDENAMENTO JURÍDICO CONSTITUCIONAL BRASILEIRO COMO SISTEMA DE PROTEÇÃO DOS DIREITOS HUMANOS E DOS DIREITOS FUNDAMENTAIS

A Constituição de 1988 foi promulgada após vinte e um anos de ditadura militar, período marcado pelo profundo desrespeito aos direitos humanos. Com a nova Constituição, criou-se uma nova ordem jurídica, pautada em princípios democráticos e comprometida com a tutela dos direitos humanos, tanto no âmbito nacional quanto no internacional.

Os direitos humanos, assim como os fundamentais, são direitos relacionados à liberdade, à igualdade, à solidariedade e à dignidade humana e protegem o ser humano em todas essas dimensões. Os direitos da liberdade resguardam aqueles ligados à individualidade do homem e a este como ser político. Os direitos da igualdade resguardam direitos que protegem o ser humano como ser social. Já os direitos da solidariedade garantem aqueles direitos que protegem o ser humano como espécie humana, ou seja, pertencente à humanidade. Todos esses direitos estão fundamentados no respeito à dignidade da pessoa humana[5].

Charles Malik, da Comissão de Direitos Humanos da ONU, quando da elaboração da Declaração Universal de Direitos Humanos, definiu-os como "aquilo que pertence à essência do homem, que não é puramente acidental, que não surge e desaparece com a mudança dos tempos, da moda, do estilo ou do sistema; deve ser algo que pertence ao homem como tal"[6].

Os termos "direitos fundamentais" e "direitos humanos" nem sempre são apresentados como sinônimos pela doutrina jurídica. Na atualidade, concebem-se os direitos fundamentais como aqueles tutelados por um ordenamento jurídico positivo, geralmente com nível constitucional, e que gozam de uma tutela reforçada. Apresentam um sentido específico e pre-

---

5 Carolina Alves de Souza Lima. *Aborto e Anencefalia: Direitos Fundamentais em Colisão*. 2. ed. Revista e Atualizada. Curitiba: Juruá, 2015. p. 25-26.
6 Almir de Oliveira. *Curso de Direitos Humanos*. Rio de Janeiro: Forense, 2000. p. 56.

ciso, uma vez que representam o conjunto de direitos reconhecidos e garantidos por uma ordem jurídica positiva e necessariamente democrática[7].

Os direitos humanos, por seu turno, apresentam um conceito mais amplo e abrangente. São aqueles direitos reconhecidos tanto nos ordenamentos jurídicos nacionais, como nas declarações e nos tratados internacionais de direitos humanos, bem como todas aquelas exigências básicas do ser humano, relacionadas à liberdade, à igualdade, à solidariedade e à dignidade, mas que ainda não foram positivadas[8].

A Constituição Federal de 1988 é repleta de dispositivos que comprovam a importância dada pelo constituinte à tutela desses direitos. Ela é inaugurada com o preâmbulo que anuncia um novo Estado. Este é democrático e destina-se a assegurar o exercício dos direitos humanos como valores supremos da sociedade brasileira. O preâmbulo, além de sinalizar a estreita ligação entre os direitos humanos e a nova ordem democrática, apresenta, como principais objetivos do Estado brasileiro, a promoção e a proteção desses direitos, tanto no âmbito nacional quanto no internacional[9].

O artigo 1º da Constituição estabelece, dentre os fundamentos do Estado Democrático de Direito brasileiro, a dignidade da pessoa humana e a cidadania. É com base nesses dois fundamentos – respeito à cidadania e respeito à dignidade da pessoa humana – que se estrutura todo o ordenamento jurídico brasileiro de proteção dos direitos humanos.

Ao eleger a dignidade da pessoa humana como um dos seus fundamentos, o Estado brasileiro demonstra e reconhece expressa e categoricamente sua existência em função da pessoa humana, e não o contrário, uma vez que o ser humano constitui a finalidade precípua, e não meio da

---

7 Antonio Perez Luño. *Los Derechos Fundamentales*. 7. ed. Madrid: Tecnos, 1998. p. 46-47.
8 Idem. ibidem. p. 46-47.
9 Carolina Alves de Souza Lima. *Aborto e Anencefalia: Direitos Fundamentais em Colisão*. cit. p. 26-27.

atividade estatal[10]. Ao tratar da dignidade da pessoa humana, expõe José Afonso da Silva que:

> Se é fundamento é porque se constitui num valor supremo, num valor fundante da República, da Federação, do País, da Democracia e do Direito. Portanto, não é apenas um princípio da ordem jurídica, mas o é também da ordem política, social, econômica e cultural. Daí sua natureza de valor supremo, porque está na base de toda a vida nacional[11].

A dignidade da pessoa humana também tem proteção internacional, por meio dos documentos internacionais de proteção dos direitos humanos. A Declaração Universal dos Direitos Humanos de 1948 prescreve, em seu preâmbulo:

> (...) que o reconhecimento da dignidade inerente a todos os membros da família humana e de seus direitos iguais e inalienáveis é o fundamento da liberdade, da justiça e da paz no mundo.

Prossegue dizendo:

> (...) que os povos das Nações Unidas reafirmaram na Carta sua fé nos direitos humanos fundamentais, na dignidade e no valor da pessoa humana e na igualdade de direitos do homem e da mulher, e que decidiram promover o progresso social e melhores condições de vida em uma liberdade mais ampla.

O artigo 1° da Declaração, por seu turno, afirma que:

> (...) todas as pessoas nascem livres e iguais em dignidade e direitos. São dotadas de razão e consciência e devem agir em relação umas às outras com espírito de fraternidade.

A cidadania, outrossim, configura fundamento do Estado Democrático de Direito brasileiro. O exercício da cidadania pressupõe o gozo dos direitos humanos. Ser cidadão é ter direito à vida, à liberdade, à propriedade, à segurança, a igualdade, ou seja, aos direitos civis. É também ter garantidos os direitos políticos, para que se possa participar da vida política do

---

10　Ingo Wolfgang Sarlet. *Dignidade da Pessoa Humana e Direitos Fundamentais na Constituição Federal de 1988.* 3. ed. Porto Alegre: Livraria do Advogado. 2004. p. 65.

11　José Afonso da Silva. *A Dignidade da Pessoa Humana como Valor Supremo da Democracia.* Rio de Janeiro: Revista de Direito Administrativo, abr./jun., 212, 1998. p. 92.

Estado. É, também, ter tutelados os direitos da igualdade (sociais, econômicos e culturais), tais como o direito à educação, à saúde, à alimentação, à moradia, ao trabalho digno, dentre outros, uma vez que referidos direitos garantem a participação do indivíduo na riqueza coletiva[12].

A cidadania completa-se com a garantia dos direitos da solidariedade, ou seja, daqueles que protegem o ser humano como pertencente à humanidade, tais como o direito ao meio ambiente hígido, o direito à paz e o direito dos povos ao desenvolvimento. Exercer a cidadania plena é ter os direitos humanos reconhecidos e garantidos, para, por um lado, cumprir com seus deveres e obrigações e, por outro, ter garantidos os seus direitos. O alcance pleno da cidadania pressupõe a garantia de uma vida digna[13].

O artigo 2º da Constituição Federal, por seu turno, estabelece a independência e a harmonia dos Poderes Legislativo, Executivo e Judiciário, o que representa um dos alicerces do Estado Democrático de Direito brasileiro. Na sequência, o artigo 3º preceitua que constituem objetivos fundamentais do Estado brasileiro construir uma sociedade livre, justa e solidária; garantir o desenvolvimento nacional; erradicar a pobreza e a marginalização; reduzir as desigualdades sociais e regionais e promover o bem de todos, sem preconceito de origem, raça, sexo, cor, idade e quaisquer outras formas de discriminação.

Já o artigo 4º, ao tratar das relações internacionais do Estado brasileiro, estabelece que a República Federativa do Brasil rege-se, dentre outros, pelo princípio da prevalência dos direitos humanos. Com relação à orientação internacionalista, o artigo 7º, do Ato das Disposições Constitucionais Transitórias, também sinaliza nesse sentido, ao estabelecer que o Brasil propugnará pela formação de um tribunal internacional dos direitos humanos. A título de ilustração, o Estado brasileiro é signatário da Convenção Americana de Direitos Humanos que instituiu a Corte Americana de Direitos

---

12   Jaime Pinsky. *História da cidadania*. 2. ed. Organização: Jaime Pinsky e Carla Bassanizi Pinsky. São Paulo: Contexto, 2003. p. 9.
13   José Afonso da Silva. *Curso de Direito Constitucional Positivo*. 30. ed. São Paulo: Malheiros, 2008. p.105.

Humanos. O Brasil se submete a essa corte no âmbito internacional. O mesmo ocorre em relação ao Tratado de Roma, também incorporado pelo Estado brasileiro e que instituiu o Tribunal Penal Internacional.

O artigo 5º, da Constituição, por seu turno, prescreve extenso rol de direitos e de garantias fundamentais. Inova substancialmente no campo da tutela desses direitos, ao ampliar a proteção dos referidos direitos, assim como ao resguardar novos direitos fundamentais.

Diante dessa ampla gama de direitos fundamentais, verifica-se que a Constituição de 1988 protege todas as dimensões dos direitos fundamentais, ao tutelar os direitos da liberdade, da igualdade e da solidariedade. Os direitos da liberdade (direitos civis e políticos) estão relacionados à proteção da liberdade do ser humano em todos os seus aspectos. O exercício da liberdade pelo ser humano pressupõe a garantia dos seus direitos individuais. No entanto, a liberdade é exercida na vida em sociedade, e viver em sociedade pressupõe respeito aos seus pares, ao pluralismo de ideias, às várias formas de viver, de pensar, de ser e de crer. Ademais, somente o regime democrático possibilita a tutela efetiva dos direitos humanos e do respeito à dignidade da pessoa humana[14].

Com relação aos direitos da igualdade (direitos sociais, econômicos e culturais), a Carta Magna também traz muitas inovações. Garante a igualdade formal em seu artigo 5º, ao estabelecer que todos são iguais perante a lei. Busca, outrossim, ainda que de forma programática, atingir a igualdade material, segundo demonstra o artigo 3º da Constituição, ao tratar dos objetivos da República Federativa do Brasil.

A preocupação com a justiça social está presente tanto na ordem econômica quanto na social (Títulos VII e VIII da Constituição de 1988). Trata-se da primeira Constituição brasileira a dedicar um capítulo exclusivo aos direitos sociais (Capítulo II do Título II) e a ter um título específico

---

14 Carolina Alves de Souza Lima. *Aborto e Anencefalia: Direitos Fundamentais em Colisão*. cit. p. 27-28.

sobre a ordem social, no qual esta tem como base o primado do trabalho, e como objetivos o bem-estar e a justiça social[15].

A Constituição Federal apresenta também o Título VII, dedicado à ordem econômica e financeira. Conforme esse título, a ordem econômica é fundada na valorização do trabalho humano e na livre-iniciativa e tem por fim assegurar, a todos, existência digna, conforme os ditames da justiça social. Todos esses dispositivos constituem reais promessas de busca da igualdade material, por meio da concretização dos direitos sociais e econômicos[16].

Com relação aos direitos da solidariedade, a Constituição traz muitos avanços. O final do século XX e o início do XXI colocam o ser humano diante da realidade global. A preservação da espécie humana e do planeta exige que o ser humano se compreenda como humanidade. As relações humanas, até então individuais ou coletivas, passam a ser também difusas[17]. De acordo com Luiz Alberto David Araújo e Vidal Serrano Nunes Júnior:

> Depois de preocupações em torno da liberdade e das necessidades humanas, surge uma nova convergência de direitos, volvidos à essência do ser humano, sua razão de existir, ao destino da humanidade, pensando o ser humano enquanto gênero e não adstrito ao indivíduo ou mesmo a uma coletividade determinada. A essência desses direitos se encontra em sentimentos como a solidariedade e a fraternidade, constituindo mais uma conquista da humanidade no sentido de ampliar os horizontes de proteção e emancipação dos cidadãos. Enfoca-se o ser humano relacional, em conjunto com o próximo, sem fronteiras físicas ou econômicas[18].

A nova sistemática introduzida pela Constituição de 1988 sinaliza para a universalidade, indivisibilidade e interdependência dos direitos humanos. Essa mesma sistemática está presente nos documentos internacionais de proteção dos direitos humanos. A Declaração de Direitos Humanos de Viena de 1993, elaborada na II Conferência Mundial sobre

---

15 Carolina Alves de Souza Lima. *Aborto e Anencefalia: Direitos Fundamentais em Colisão.* cit. p. 30-31.

16 Idem. ibidem. p. 27.

17 Walber de Moura Agra. *Curso de Direito Constitucional.* Rio de Janeiro: Forense, 2006. p. 111.

18 Luiz Alberto David Araújo e Vidal Serrano Nunes Júnior. *Curso de Direito Constitucional.* 12. ed. São Paulo: Saraiva, 2008. p. 117-118.

Direitos Humanos, que envolveu 171 países, dentre eles o Brasil, preceitua em seu artigo 5° que:

> (...) todos os direitos humanos são universais, indivisíveis, interdependentes e inter-relacionados. A comunidade internacional deve tratar os direitos humanos de forma global, justa e equitativa, em pé de igualdade e com a mesma ênfase. Embora particularidades nacionais e regionais devam ser levadas em consideração, assim como diversos contextos históricos, culturais e religiosos, é dever dos Estados promover e proteger todos os direitos humanos e liberdades fundamentais, sejam quais forem seus sistemas políticos, econômicos e culturais.

Outro trecho da Declaração aponta que:

> A Conferência Mundial sobre Direitos Humanos reafirma o compromisso solene de todos os Estados de promover o respeito universal e a observância e proteção de todos os direitos humanos e liberdades fundamentais a todas as pessoas, em conformidade com a Carta das Nações Unidas, outros instrumentos relacionados aos direitos humanos e o direito internacional. A natureza universal desses direitos e liberdades está fora de questão.

Essas características dos direitos humanos comprovam a impossibilidade prática de compartimentá-los, uma vez que só é possível materializar os Direitos da Liberdade se os da Igualdade e da Fraternidade também forem materializados e vice-versa. Por isso, referidos direitos devem ser compreendidos de forma integral. Para que o ser humano tenha uma vida digna, faz-se necessária a tutela concomitante desses direitos[19].

No entanto, se, por um lado, os direitos fundamentais devem ser tutelados concomitantemente pelo ordenamento jurídico, por outro, faz-se necessário restringir esses mesmos direitos quando em situação de colisão com outros direitos igualmente fundamentais. Uma das situações que enseja a colisão de direitos fundamentais é a referente ao direito à morte digna.

Indaga-se o seguinte: na situação de colisão do direito à vida (quando se busca sua preservação a qualquer custo, diante de morte iminente e inevitável) e do direito à liberdade de escolha por uma morte digna

---

19 Carolina Alves de Souza Lima. *Aborto e Anencefalia: Direitos Fundamentais em Colisão*. cit. p. 32.

(quando se visa ao direito a não ser submetido a tratamento desumano, como a tortura médica), qual direito deve prevalecer. O presente trabalho pretende discutir referida questão com base na nova sistemática de tutela dos direitos fundamentais inaugurada pela Constituição de 1988.

1.2. DIGNIDADE DA PESSOA HUMANA: CONCEITO E PERSPECTIVA FILOSÓFICA

A dignidade, em si, é qualidade intrínseca e indissociável de todo e qualquer ser humano, porque pertence à condição humana. É irrenunciável e inalienável. Trata-se de um atributo de todo ser humano. Este, dada exclusivamente sua condição humana, é dotado de dignidade, e independentemente de qualquer outra circunstância, é titular de direitos que devem ser reconhecidos e tutelados pelo Estado, assim como respeitados pela sociedade[20].

Kant foi o primeiro filósofo a formular, de modo moderno, a dignidade da pessoa humana como uma obrigação moral incondicional[21]. Segundo o filósofo, o princípio primeiro de toda a ética consiste em que o ser humano existe como fim em si mesmo e não como meio do qual esta ou aquela vontade possa servir-se ao seu desejo ou interesse[22]. Segundo o autor: "Seres racionais estão pois todos submetidos a esta lei que manda que cada um deles jamais se trate a si mesmo ou aos outros simplesmente como meios, mas sempre simultaneamente como fins em si"[23].

Com base nessa ideia, Kant formula o imperativo categórico segundo o qual: "Age de tal maneira que uses a humanidade, tanto na tua

---

20 Ingo Wolfagang Sarlet. *Dignidade da Pessoa Humana e Direitos Fundamentais na Constituição Federal de 1988*. cit. p. 38, 59-60.

21 Jean Rivera e Hugues Moutouh. *Liberdades Públicas*. Tradução de Maria Ermantina de Almeida Prado Galvão. São Paulo: Martins Fontes, 2006. p. 343.

22 Fábio Konder Comparato. *Ética: direito, moral e religião no mundo moderno*. São Paulo: Companhia da Letras, 2006. p. 458.

23 Immanuel Kant. *Fundamentação da Metafísica dos Costumes*. Textos selecionados. Seleção de Marilena de Souza Chauí. Tradução de Tânia Maria Bernkopf, Paulo Quintela, Rubens Rodrigues Torres Filho. 2. ed. São Paulo: Abril Cultural, 1984. p.139.

pessoa como na pessoa de qualquer outro, sempre e simultaneamente como fim e nunca simplesmente como meio"[24]. Para o autor, todo ser humano deve seguir esse princípio em razão da sua qualidade de ser racional e, como ele mesmo expõe: "em virtude da ideia da dignidade de um ser racional que não obedece a outra lei senão àquela que ele mesmo simultaneamente dá"[25].

Kant distingue as coisas das pessoas. Aquelas são irracionais e têm valor relativo como os meios. Já as pessoas são seres racionais e marcados pela sua própria natureza como fins em si mesmos e dotados de dignidade[26].

Segundo o filósofo, o fundamento da dignidade da pessoa humana está na autonomia. Para ele, "autonomia é pois o fundamento da dignidade da natureza humana e de toda a natureza racional"[27]. Se o ser humano é absolutamente singular em razão do seu potencial humano racional, e por essa condição é o único ser dotado de liberdade, ele é também o único capaz de estabelecer normas para si mesmo. Essas normas devem seguir o imperativo categórico de acordo com o qual o ser humano deve agir "segundo a máxima que possa simultaneamente fazer-se a si mesma lei universal"[28].

1.3. DIGNIDADE DA PESSOA HUMANA: FUNDAMENTO E LIMITE DO ESTADO DEMOCRÁTICO DE DIREITO BRASILEIRO

A dignidade da pessoa humana é não só um dos fundamentos da República brasileira, como também o seu limite mais essencial[29]. Por ser um valor supremo, todos os Poderes da República, seja o Executivo, o Le-

---

24 Immanuel Kant. *Fundamentação da Metafísica dos Costumes*. Textos selecionados. Seleção de Marilena de Souza Chauí. Tradução de Tânia Maria Bernkopf, Paulo Quintela, Rubens Rodrigues Torres Filho. 2 ed. São Paulo: Abril Cultural, 1984. p. 135.
25 Idem. Ibidem. p. 140.
26 Fábio Konder Comparato. *Ética: direito, moral e religião no mundo moderno*. cit. p. 458.
27 Immanuel Kant. *Fundamentação da Metafísica dos Costumes*. cit. p.141.
28 Idem. Ibidem. p. 141.
29 J.J. Gomes Canotilho e Vital Moreira. *Constituição da República Portuguesa Anotada. Artigos 1° a 107*. 1. ed. brasileira e 4. ed. portuguesa revista. São Paulo: Revista dos Tribunais; Coimbra, PT: Coimbra Editora, 2007, v.1. p. 198.

gislativo e o Judiciário, no exercício de suas funções, estão vinculados ao respeito à dignidade da pessoa humana.

O respeito à dignidade da pessoa humana é um dos parâmetros para aferir a legitimidade de determinada ordem jurídica. No Estado Democrático de Direito, o respeito e a proteção à dignidade da pessoa humana são metas permanentes. Referido valor constitucional protege o ser humano, para que ele seja sempre concebido e tratado como um fim em si mesmo[30].

Consequentemente, todo Estado que respeita os direitos humanos e a dignidade da pessoa humana se insurge contra todas as formas de aniquilação do ser humano e violadoras da sua dignidade, como, por exemplo, a prática da tortura e das penas e tratamentos cruéis, desumanos e degradantes; a aplicação da prisão perpétua e da pena de morte; a prática da escravidão, da servidão e dos trabalhos forçados; o tráfico de seres humanos; as práticas eugênicas de seleção de pessoas; a venda de órgãos; a alteração da identidade genética do ser humano, por meio da clonagem reprodutiva do ser humano; a prática do genocídio e do terrorismo, assim como toda e qualquer prática que venha a desrespeitar as normas protetoras dos direitos humanos e da dignidade da pessoa humana[31].

Em razão de a dignidade da pessoa humana ter proteção tanto no âmbito nacional quanto no internacional, sua tutela opera-se tanto para a proteção do ser humano individualmente, quanto para a proteção das entidades coletivas, como as etnias, os povos e a própria humanidade. Diante dessa ampla proteção, os estrangeiros e os apátridas, sejam os refugiados ou os asilados, devem ter protegida sua dignidade como o tem o cidadão nacional[32].

A dignidade da pessoa humana apresenta três vertentes de proteção jurídica. A primeira delas diz respeito à proteção do ser humano na sua

---

30 Edilsom Pereira de Farias. *Colisão de Direitos: a Honra, a Intimidade, a Vida Privada e a Imagem versus a Liberdade de Expressão e Informação*. 2. ed. Porto Alegre: Sergio Antonio Fabris. 2000. p. 63-64.
31 J.J. Gomes Canotilho e Vital Moreira. *Constituição da República Portuguesa Anotada. Artigos 1º a 107.* cit. p. 198-200.
32 Idem. Ibidem. p. 198-200.

dimensão intrínseca. Visa proteger essencialmente os direitos da personalidade, no sentido de resguardar o indivíduo na sua individualidade ou singularidade. Segundo J. J. Gomes Canotilho e Vital Moreira:

> A dimensão intrínseca e autônoma da dignidade da pessoa humana articula-se com a liberdade de conformação e de orientação da vida segundo o projecto espiritual de cada pessoa, o que aponta para a necessidade de, não obstante a existência de uma constante antropológica, haver uma abertura às novas exigências da própria pessoa humana[33].

Assim, o respeito à dignidade da pessoa humana está diretamente ligado ao reconhecimento da autonomia pessoal, ou seja, da liberdade que o ser humano tem de, ao menos potencialmente, conduzir sua própria existência e ser respeitado como sujeito de direitos. Por isso, o direito de decidir de forma autônoma sobre sua vida, seus projetos existenciais, seus anseios e seus caminhos representa o respeito à dignidade da pessoa humana.

A segunda vertente da dignidade da pessoa humana representa a proteção dos direitos que exigem não apenas respeito do Estado e da sociedade, mas também atuação na prestação de serviços, seja no âmbito público ou no privado. Materializa-se por meio de condutas positivas que efetivem os direitos sociais, econômicos e culturais para proporcionar as condições dignas de existência[34].

A terceira vertente da dignidade da pessoa humana configura a sua proteção nas relações entre as pessoas no convívio social e, por isso, nas suas relações intersubjetivas, o que possibilita a solidariedade, a fraternidade e o respeito às diferenças[35].

Diante dessas três vertentes da dignidade da pessoa humana, verifica-se que o respeito à dignidade da pessoa humana está diretamente relacionado à tutela dos direitos humanos e, consequentemente, ao exercício

---

33 J.J. Gomes Canotilho e Vital Moreira. *Constituição da República Portuguesa Anotada. Artigos 1º a 107*. cit. p. 199.
34 Idem. Ibidem. p. 199.
35 Idem. Ibidem. p. 199.

da cidadania. Se os direitos humanos não forem reconhecidos e minimamente assegurados, não há real respeito à dignidade da pessoa humana, podendo a pessoa deixar de ser sujeito de direitos e passar a ser mero objeto de arbítrio e injustiças[36].

A concretização dos direitos humanos, assim como dos direitos fundamentais, é a concretização da própria dignidade da pessoa humana. Em cada um desses direitos faz-se presente um conteúdo ou, ao menos, alguma projeção da dignidade da pessoa. O não reconhecimento dos direitos humanos representa a negação da própria dignidade. Por isso, o ser humano, dada exclusivamente sua condição humana e independentemente de qualquer outra circunstância, é titular dos direitos humanos. Estes devem ser reconhecidos e tutelados pelo Estado, assim como respeitados pela sociedade, em razão da dignidade da pessoa humana[37].

1.4. O DIREITO À LIBERDADE NO ESTADO DEMOCRÁTICO DE DIREITO BRASILEIRO

A fundamentação dos direitos fundamentais, sua relevância e sua preservação estão diretamente ligadas aos regimes democráticos. Estados totalitários não contemplam direitos fundamentais, porque estes não são compatíveis com aqueles. De acordo com Jorge Miranda:

> Não há direitos fundamentais sem reconhecimento duma esfera própria das pessoas, mais ou menos ampla, frente ao poder político; não há direitos fundamentais em Estado totalitário ou, pelo menos, em totalitarismo integral. Em contrapartida, não há verdadeiros direitos fundamentais sem que as pessoas estejam em relação imediata com o poder, beneficiando de um estatuto comum e não separadas em razão dos grupos ou das condições a que pertençam; não há direitos fundamentais sem estado ou, pelo menos, sem comunidade política integrada. A observação histórica comprova-o[38].

---

36 Ingo Wolfagang Sarlet. *Dignidade da pessoa humana e direitos fundamentais na Constituição Federal de 1988.* cit. p. 59.
37 Idem. Ibidem. p. 38 e 84.
38 Jorge Miranda. *Manual de Direito Constitucional.* 3. ed. Coimbra: Coimbra Ed, 2000, v. 4. p. 8.

O regime democrático é a única forma de organização política que tem possibilidade de resguardar direitos fundamentais e, consequentemente, a dignidade da pessoa humana. De acordo com Norberto Bobbio: "Para um regime democrático, o estar em transformação é seu estado natural: a democracia é dinâmica, o despotismo é estático e sempre igual a si mesmo"[39].

A liberdade-matriz ou a liberdade-base é a liberdade de ação ou de atuação em geral, prevista no artigo 5°, inciso II, da Constituição de 1988. De acordo com tal dispositivo: "ninguém será obrigado a fazer ou deixar de fazer alguma coisa senão em virtude de lei". Tal dispositivo cuida do princípio da legalidade, segundo o qual não sendo a conduta obrigatória ou proibida pelo ordenamento jurídico, necessariamente é conduta permitida para os particulares.

Todos têm a liberdade de fazer e de não fazer o que bem entender, salvo quando a ordem jurídica determinar o contrário. No entanto, o ato normativo que obriga ou proíbe há de ser legítimo e, por isso, deve respeitar os princípios traçados na Constituição, referentes aos fundamentos do Estado Democrático de Direito[40].

O Estado Democrático de Direito brasileiro é comprometido com o respeito ao direito à liberdade, pois a liberdade não vive sem a democracia, nem a democracia sobrevive sem a liberdade[41]. Somente em regimes democráticos o ser humano encontra campo para desenvolver amplamente sua personalidade e gozar de sua liberdade. Essa é a conquista constante do ser humano.

Segundo José Afonso da Silva, é na liberdade:

> que o homem dispõe da mais ampla possibilidade de coordenar os meios necessários à realização de sua felicidade pessoal. Quanto mais o processo de democrati-

---

39 *O Futuro da Democracia*. 8. ed. Tradução brasileira de Marco Aurélio Nogueira. São Paulo: Ed. Paz e Terra, 2000. p. 19.

40 Carolina Alves de Souza Lima. *Aborto e Anencefalia: Direitos Fundamentais em Colisão*. cit. p. 129.

41 Adauto Novaes. *O risco da ilusão*. In: *O Avesso da liberdade*. Organizador Adauto Novaes. São Paulo: Companhia das Letras, 2002. p. 11.

zação avança, mais o homem se vai libertando dos obstáculos que o constrangem, mais liberdade conquista[42].

A Constituição tutela também a liberdade de pensamento e de opinião nas suas duas dimensões, seja por meio da proteção do pensamento íntimo, quando prevê a liberdade de consciência e de crença – no artigo 5°, inciso VI, primeira parte –, ao estabelecer que "é inviolável a liberdade de consciência e de crença (...)", seja por meio da sua exteriorização, quando preceitua, no mesmo inciso, que é "(...) assegurado o livre exercício dos cultos religiosos e garantida, na forma da lei, a proteção aos locais de culto e a suas liturgias".

A liberdade de pensamento é o direito de pensar, refletir e crer no que quiser sobre qualquer assunto. Trata-se de liberdade de conteúdo intelectual. Enquanto não é exteriorizada, pertence somente ao íntimo de cada um e por isso encontra-se afastada do poder social. O ser humano, todavia, vive em sociedade e tem a necessidade de exprimir seus pensamentos, sentimentos, ideias, desejos e opiniões[43]. E é a partir da exteriorização dos pensamentos que surgem os conflitos no âmbito dos direitos fundamentais.

Tanto a liberdade de crença quanto a liberdade de consciência são tuteladas pela atual Constituição. As duas estão diretamente ligadas; todavia, não se confundem. A liberdade de consciência é mais abrangente que a liberdade de crença, porque engloba a liberdade de o indivíduo ter ou não ter religião, e, optando por ter, escolher qualquer religião. Engloba, ainda, a liberdade de convicção de natureza não religiosa, como a filosófica e a política. Segundo Celso Ribeiro Bastos: "Uma consciência livre pode determinar-se no sentido de não ter crença alguma. Deflui, pois, da liberdade de consciência uma proteção jurídica que inclui os próprios ateus e os agnósticos"[44].

A liberdade de crença, por seu turno, consiste na plena liberdade de opção e de manifestação religiosa, por meio dos cultos, do ensino ou de qual-

---

42 José Afonso da Silva. *Curso de direito constitucional positivo*. cit. p. 234.
43 Idem. Ibidem. p. 241.
44 *Curso de direito constitucional*. 22. ed. São Paulo: Saraiva, 2001. p. 198.

quer outra forma de manifestação[45]. Diante da proteção constitucional dessas liberdades, o Estado não pode, com base em qualquer fundamento religioso, ter a pretensão de influenciar na educação e na cultura da sua sociedade, sob pena de violar o pluralismo de ideias. Não cabe ao Estado estabelecer valores religiosos, uma vez que esses pertencem à esfera privada e não à pública.

Assim, o respeito ao pluralismo de ideias, de crenças e de opiniões representa o respeito ao pluralismo cultural e a liberdade de consciência e de crença, resguardados pelo Estado Democrático de Direito brasileiro.

Além da ampla tutela das liberdades, a Constituição de 1988 estabelece que o Estado brasileiro é laico, uma vez que há total separação entre os fundamentos do Estado e das religiões. A teoria do Estado laico é fundada na concepção de que o poder político é autônomo em relação às questões religiosas[46].

Nesse sentido, o artigo 19, inciso I, da Constituição de 1988, ao tratar da organização político-administrativa do Estado brasileiro, estabelece a absoluta separação entre Estado e religião. Entretanto, todo Estado, seja laico, confessional ou teocrático, é estruturado com base em determinados valores. O Estado laico é desvinculado dos valores religiosos; todavia, quando democrático, é vinculado a determinados valores éticos, como a liberdade, a igualdade, a justiça, a dignidade da pessoa humana[47]. Tais valores são transformados em princípios constitucionais e sinalizam os caminhos que devem ser percorridos para a constante construção e aprimoramento do Estado Democrático de Direito brasileiro.

1.5. O DIREITO À VIDA NA CONSTITUIÇÃO FEDERAL DE 1988

O bem jurídico dos seres humanos por excelência é a vida. Somente a partir da existência da vida é que o ser humano passa a ser titular dos

---

45 Jorge Miranda. *Manual de direito constitucional*. cit. p. 409.

46 Maria Helena Diniz. *Dicionário jurídico*. São Paulo: Saraiva, 1998, v. 3. p. 54.

47 João Baptista Villela. Estado laico, Estado amoral? Premissas de um debate. Revista Del Rey Jurídica. Ano 7. n. 15. 2º semestre de 2005. p. 9.

direitos fundamentais, uma vez que a vida é a fonte primária para a titularidade de direitos[48]. A Constituição tutela a vida como direito fundamental no *caput* do seu artigo 5º, ao estabelecer que: "todos são iguais perante a lei, sem distinção de qualquer natureza, garantindo-se aos brasileiros e aos estrangeiros residentes no País a inviolabilidade do direito à vida (...)".

A República Federativa do Brasil é signatária de tratados internacionais de proteção dos direitos humanos que tutelam o direito à vida. Dentre eles, a Declaração Universal dos Direitos do Homem preceitua, em seu artigo 3º, que "toda pessoa tem direito à vida, à liberdade e à segurança pessoal". A Convenção Americana de Direitos Humanos, por seu turno, protege a vida desde a concepção. Segundo seu artigo 4º, inciso I, "toda pessoa tem o direito de que se respeite sua vida. Esse direito deve ser protegido pela lei e, em geral, desde o momento da concepção. Ninguém pode ser privado da vida arbitrariamente".

A proteção constitucional da vida humana não se restringe à vida biológica, pois abrange a proteção à vida digna no seu sentido mais amplo. O respeito à vida digna pressupõe a garantia dos direitos fundamentais relacionados a ela, o que engloba não só os direitos básicos de sobrevivência do ser humano, como também os direitos vinculados ao bem-estar psíquico e social.

O ordenamento jurídico constitucional brasileiro protege a vida como um direito fundamental. Entretanto, cabe à legislação infraconstitucional regulamentar essa proteção, sempre respeitando a própria Constituição, uma vez que não é dela o papel de regulamentar o exercício de direitos. A título de ilustração, a legislação penal tipifica os crimes contra a vida e, concomitantemente, permite a incidência das causas de exclusão da ilicitude. A regulamentação infraconstitucional comprova que os direitos fundamentais, quando em situação real de colisão, podem ser restringidos, como

---

48 José Afonso da Silva. *Curso de Direito Constitucional Positivo.* cit. p. 197-198.

se verifica com o próprio direito à vida nas situações que configuram causa excludente da ilicitude, como a legítima defesa e o estado de necessidade[49].

É o que se depreende do princípio da convivência das liberdades públicas. O bem jurídico vida humana nem sempre prevalece quando em colisão com outros bens também constitucionalmente protegidos. São situações específicas e excepcionais; no entanto, acolhidas pela ordem jurídica constitucional. A própria Convenção Americana de Direitos Humanos, tratado internacional ratificado pelo Brasil em 1992, aponta para as hipóteses de exceção, ao preceituar que o direito à vida deve ser protegido pela lei e, em geral, desde o momento da concepção. Se a vida deve ser preservada desde a concepção, significa que essa é a regra; no entanto, há exceções[50].

No âmbito criminal, a legislação penal cuida dos crimes contra a vida e de todos aqueles que indiretamente atentam contra ela. A inviolabilidade do direito à vida, no âmbito punitivo, está prevista em várias figuras penais. Dentre elas, o Código Penal tipifica os crimes dolosos contra a vida: o homicídio, o induzimento, instigação ou auxílio ao suicídio, o infanticídio e o aborto. A Constituição Federal, no artigo 5º, inciso XXXVIII, reconhece à instituição do júri a competência para julgar os crimes dolosos contra a vida.

A proteção à vida também está em inúmeras outras figuras da legislação penal, nas quais são protegidos outros bens jurídicos além da vida. São os casos, por exemplo, da lesão corporal com resultado morte; da extorsão mediante sequestro com resultado morte; do latrocínio e de todos os outros crimes que têm como resultado também a morte. Há, outrossim, o crime de genocídio, que, apesar de atentar contra a vida, tem proteção jurídica mais ampla, por configurar crime contra a humanidade.

A legislação penal também estabelece as causas de exclusão da ilicitude, ao prever, por exemplo, o aborto permitido ou legal, nas hipóteses de

---

49 Carolina Alves de Souza Lima. *Aborto e Anencefalia: Direitos Fundamentais em Colisão.* cit. p. 44-45.
50 Idem. Ibidem. p. 45.

aborto necessário e humanitário, ambos previstos no artigo 128 do Estatuto Penal. Segundo esse dispositivo, não se pune o aborto praticado por médico se não houver outro meio de salvar a vida da gestante e se a gravidez resultar de estupro. Neste último, o aborto somente pode ser realizado com o consentimento da gestante ou, quando incapaz, de seu representante legal. Essas são as duas únicas permissões expressas de aborto na legislação[51].

Por isso, de acordo com o ordenamento jurídico brasileiro, a realização do aborto intencional é conduta ilícita, e configura um dos crimes dolosos contra a vida. A ausência de configuração do crime ocorre nos casos previstos de exclusão de ilicitude do artigo 128, do Código Penal, ou em outras hipóteses excludentes da ilicitude ou da culpabilidade, a serem verificadas diante de situações fáticas concretas.

A título de ilustração, a legalidade do aborto nos casos de anencefalia, quando há o consentimento da gestante, configura uma dessas outras hipóteses de causa de exclusão da ilicitude. A vida, em situações excepcionais, cede em relação a outros bens jurídicos. Assim, apesar de a vida intrauterina estar protegida pela ordem jurídica, há situações em que prevalecem os direitos à saúde e à liberdade de autonomia reprodutiva da mulher. Por isso, os casos de gestação de anencéfalo, desde que haja o consentimento da gestante, enquadram-se em causa de exclusão da ilicitude[52].

Cabe informar que o Supremo Tribunal Federal, na Ação de Descumprimento de Preceito Fundamental n. 54, julgada em 2012, entendeu que a antecipação terapêutica do parto, nos casos de gestação de fetos anencéfalos, não configura crime de aborto. Segundo a maioria dos ministros, trata-se de fato atípico, uma vez que não há possibilidade de vida do feto fora do útero materno. Não obstante não compartilharmos do mesmo posicionamento do Supremo em relação aos fundamentos jurídicos, porquanto sustentamos outros argumentos para a autorização

---

51 Guilherme de Souza Nucci. *Manual de Direito Penal – Parte Geral e Parte Especial.* São Paulo: Revista dos Tribunais, 2005. p. 573.
52 Carolina Alves de Souza Lima. *Aborto e Anencefalia: Direitos Fundamentais em Colisão.* cit., 2015.

do aborto nos casos de anencefalia, reconhecemos o caráter pioneiro da referida ação, assim como as consequências inovadoras na questão do respeito aos direitos da mulher[53].

Voltando ao tema central desta obra, compreendemos que nos casos de ortotanásia há também conduta lícita e resguardada pelo ordenamento jurídico brasileiro, como será demonstrado ao longo deste estudo. Quando a morte é compreendida como um processo natural e final da vida e não como um fracasso, a ortotanásia é concebida como um procedimento pautado no

---

53 Segundo informativo do Supremo Tribunal Federal, na ADPF n. 54: "O Plenário, por maioria, julgou procedente pedido formulado em arguição de descumprimento de preceito fundamental ajuizada, pela Confederação Nacional dos Trabalhadores na Saúde – CNTS, a fim de declarar a inconstitucionalidade da interpretação segundo a qual a interrupção da gravidez de feto anencéfalo seria conduta tipificada nos artigos 124, 126 e 128, I e II, do CP. Prevaleceu o voto do Min. Marco Aurélio, relator. De início, reputou imprescindível delimitar o objeto sob exame. Realçou que o pleito da requerente seria o reconhecimento do direito da gestante de submeter-se a antecipação terapêutica de parto na hipótese de gravidez de feto anencéfalo, previamente diagnosticada por profissional habilitado, sem estar compelida a apresentar autorização judicial ou qualquer outra forma de permissão do Estado. Destacou a alusão realizada pela própria arguente ao fato de não se postular a proclamação de inconstitucionalidade abstrata dos tipos penais em comento, o que os retiraria do sistema jurídico. Assim, o pleito colimaria tão somente que os referidos enunciados fossem interpretados conforme a Constituição. Dessa maneira, exprimiu que se mostraria despropositado veicular que o Supremo examinaria a descriminalização do aborto, especialmente porque existiria distinção entre aborto e antecipação terapêutica de parto. Nesse contexto, afastou as expressões "aborto eugênico", "eugenésico" ou "antecipação eugênica da gestação", em razão do indiscutível viés ideológico e político impregnado na palavra eugenia. Na espécie, aduziu inescapável o confronto entre, de um lado, os interesses legítimos da mulher em ver respeitada sua dignidade e, de outro, os de parte da sociedade que desejasse proteger todos os que a integrariam, independentemente da condição física ou viabilidade de sobrevivência. Sublinhou que o tema envolveria a dignidade humana, o usufruto da vida, a liberdade, a autodeterminação, a saúde e o reconhecimento pleno de direitos individuais, especificamente, os direitos sexuais e reprodutivos das mulheres. No ponto, relembrou que não haveria colisão real entre direitos fundamentais, apenas conflito aparente. Versou que o Supremo fora instado a se manifestar sobre o tema no HC 84025/RJ (DJU de 25/6/2004), entretanto, a Corte decidira pela prejudicialidade do writ em virtude de o parto e o falecimento do anencéfalo terem ocorrido antes do julgamento. Ressurtiu que a tipificação penal da interrupção da gravidez de feto anencéfalo não se coadunaria com a Constituição, notadamente com os preceitos que garantiriam o Estado laico, a dignidade da pessoa humana, o direito à vida e a proteção da autonomia, da liberdade, da privacidade e da saúde". ADPF 54/DF, rel. Min. Marco Aurélio, 11 e 12/4/2012. Disponível em: http://www.stf.jus.br/arquivo/informativo/documento/informativo661.htm#ADPF e interrupção de gravidez de feto anencéfalo – 1. Acesso em 7 de agosto de 2017.

respeito à morte digna, o que possibilita a humanização do processo de morte. Se todo o processo da vida deve ser pautado pelo respeito à dignidade, não há dúvida que o processo de morte também deve ser guiado pelo respeito à dignidade. E a finalidade da intervenção médica na ortotanásia é a preservação da dignidade humana, para que o paciente tenha garantido o direito à morte boa, ao seu tempo e com respeito aos seus valores.

Foi com respaldo constitucional que o antigo anteprojeto de 1999, da Parte Especial do Código Penal, apresentou alterações significativas quanto ao tratamento do aborto, da eutanásia e da ortotanásia. Faremos breve análise do anteprojeto de 1999, não obstante ele não ter sido aprovado. Segundo seu artigo 127:

> Não constitui crime o aborto provocado por médico, se: I – não há outro meio de salvar a vida ou preservar de grave e irreversível dano à saúde da gestante; II – a gravidez resulta da prática de crime contra a liberdade sexual; III – há fundada probabilidade, atestada por dois outros médicos, de o nascituro apresentar graves e irreversíveis anomalias que o tornem inviável. §1º. Nos casos dos incisos II e III e da segunda parte do inciso I, o aborto deve ser precedido de consentimento da gestante ou, se menor, incapaz ou impossibilitada de consentir, de seu representante legal, do cônjuge ou companheiro.

A inovação proposta pelo já antigo anteprojeto de 1999, ao ampliar as hipóteses de aborto permitido, buscava atender aos fundamentos do Estado Democrático de Direito brasileiro, que tem como um de seus propósitos basilares a tutela dos direitos fundamentais.

A proposta do anteprojeto mostrava-se coerente com o sistema constitucional nacional, ao estender a possibilidade de aborto para preservar a mulher de grave e irreversível dano à sua saúde. Demonstrava avanço no âmbito legislativo, uma vez que há situações narradas pela medicina, nas quais se torna imprescindível preservar a saúde da mulher, sob pena de danos irreversíveis a ela.

O anteprojeto de 1999 ampliava as hipóteses de permissão do aborto nos crimes contra a liberdade sexual. O atual Código Penal autoriza o aborto somente quando a gravidez resulta de estupro. No entanto, falta a permissão do aborto nos casos, por exemplo, de gravidez resultante de inseminação artificial não consentida. O anteprojeto apresentava proposta mais abrangente, uma vez que permitia o aborto quando a gravidez resulta da prática de crime contra a liberdade sexual, o que abrange a gravidez resultante de estupro e também a resultante de fecundação artificial não consentida[54].

Mostrava-se, por isso, atualizado com os avanços científicos advindos da biomedicina e da engenharia genética, ao permitir o aborto quando a gravidez resulta da prática de crime contra a liberdade sexual, o que engloba as hipóteses de gravidez resultante de fecundação artificial não consentida. O referido anteprojeto, sem dúvida, atualizaria o Código de 1940, em face da nova realidade da fecundação artificial. Como é cediço, o Direito há de acompanhar o desenvolvimento científico nas várias áreas do conhecimento, sob pena de tornar-se obsoleto. O progresso da humanidade, entretanto, pressupõe que os avanços científicos sejam utilizados com respeito aos direitos fundamentais, o que acontecia com o disposto no anteprojeto em análise.

Com relação ao aborto eugênico, o inciso III do artigo 127 do anteprojeto de 1999 estabelecia que somente autoriza-se o aborto quando houver fundada probabilidade, atestada por dois outros médicos, de o nascituro apresentar graves e irreversíveis anomalias que o tornem inviável. A utilização do termo inviável não foi precisa e poderia dar margem a ofensa dos direitos humanos.

Com relação à eutanásia e à ortotanásia, , o anteprojeto de 1999 estabelecia a eutanásia como causa privilegiadora do homicídio e a ortotanásia como causa de exclusão da ilicitude. A eutanásia, de acordo com o anteprojeto, vinha regulamentada no seu artigo 121, §3º, segundo o qual:

---

54 A Lei n. 12.015/2009 alterou dispositivos do Código Penal. O Título VI passou a intitular-se "Dos Crimes contra a Dignidade Sexual" e não mais "Dos Crimes contra os Costumes". O artigo 213 recebeu nova redação, segundo a qual o crime de estupro passou a abranger também o de atentado violento ao pudor. A nova redação do referido artigo, segundo a qual: "Constranger alguém, mediante violência ou grave ameaça, a ter conjunção carnal ou a praticar ou permitir que com ele se pratique outro ato libidinoso", configura o crime de estupro.

Se o autor do crime agiu por compaixão, a pedido da vítima, imputável e maior, para abreviar-lhe sofrimento físico insuportável, em razão de doença grave: pena – reclusão, de três a seis anos.

A ortotanásia, por seu turno, estava prevista como causa de exclusão de ilicitude no §4º, do artigo 121, do anteprojeto de 1999. Prescrevia que:

Não constitui crime deixar de manter a vida de alguém por meio artificial, se previamente atestado por dois médicos, a morte como iminente e inevitável, e desde que haja consentimento do paciente, ou na sua impossibilidade, de ascendente, descendente, cônjuge, companheiro ou irmão.

Infelizmente, o referido anteprojeto não foi aprovado, o que representa atraso da legislação infraconstitucional brasileira no trato dessas questões tão importantes e atuais.

Em 18 de junho de 2012, foi apresentado por uma comissão de juristas um novo anteprojeto de Código Penal. Com relação às definições tanto da eutanásia quanto da ortotanásia, nos parece, com a devida vênia, que a redação não foi bem elaborada. Segundo dispõe seu artigo 122, o crime de eutanásia consiste em: "Matar, por piedade ou compaixão, paciente em estado terminal, imputável e maior, a seu pedido, para abreviar-lhe sofrimento físico insuportável em razão de doença grave". A pena será de prisão de dois a quatro anos. O referido anteprojeto de 2012, ao tratar da eutanásia, estabelece que o paciente deve estar em estado terminal. No entanto, há situações como, por exemplo, o estado vegetativo persistente, no qual não há necessariamente o estado de terminalidade e que, dadas as circunstâncias, pode configurar a eutanásia.

O que verificamos de positivo nesse novo anteprojeto em relação à eutanásia foi a diminuição da pena, que passa a ser de dois a quatro anos de prisão, enquanto no anteprojeto de 1999 a pena proposta era de três a seis anos. Verifica-se, também, de forma bastante inovadora e controversa, a possibilidade de concessão de perdão judicial, causa extintiva de punibilidade. Prescreve o §1º do artigo 122 do anteprojeto de 2012 que:

O juiz deixará de aplicar a pena avaliando as circunstâncias do caso, bem como a relação de parentesco ou estreitos laços de afeição do agente com a vítima.

O parágrafo 2° do artigo 122, por seu turno, previu causa excludente da ilicitude, nas seguintes circunstâncias:

> Não há crime quando o agente deixa de fazer uso de meios artificiais para manter a vida do paciente em caso de doença grave irreversível, e desde que essa circunstância esteja previamente atestada por dois médicos e haja consentimento do paciente, ou, na sua impossibilidade, de ascendente, descendente, cônjuge, companheiro ou irmão.

Não se trata, no nosso entender, da definição da ortotanásia. Isso porque esta pressupõe como requisito a morte iminente e inevitável. Assim, se os redatores do Anteprojeto de 2012 pretendiam tratar da ortotanásia, o projeto não a acolheu. Todavia, como a ortotanásia é considerada conduta lícita pela Constituição Federal, entendemos que sua previsão na Legislação Penal seria importante, com a finalidade de reforçar a interpretação constitucional e deixar sua previsão ainda mais clara e precisa. Observa-se que o §2° do artigo 122 do Anteprojeto de 2012 trata de situação diversa da ortotanásia, que inclusive poderia ser caracterizada como eutanásia, nas hipóteses em que a situação for grave e irreversível, porém a vida puder ser mantida por aparelhos (considerada a *longa manus* do médico).

No nosso entender, a legislação penal brasileira ainda não se adequou aos mandamentos constitucionais quanto à licitude da ortotanásia e também não enfrentou todas as tensões da eutanásia e da sua responsabilização penal.

Com efeito, não obstante o atual Código Penal ainda não ter disposto sobre a licitude da ortotanásia, compreendemos que na situação de colisão do direito à vida (*quando se busca sua preservação a qualquer custo, diante de uma morte iminente e inevitável*) e do direito à liberdade de escolha por uma morte digna (*quando se visa ao direito a não ser submetido a tratamento desumano, como a tortura médica*), deve prevalecer o segundo direito. Isso porque a tutela à dignidade da pessoa humana configura limite para a atuação do Estado Democrático de Direito brasileiro. O respeito à dignidade da pessoa humana configura valor supremo do Estado Democrático de Direito brasileiro e o fundamento maior da Bioética. Cuida-se de realidade na qual o Direito e a Medicina pautam-se nos mesmos princípios éticos.

1.6. O INÍCIO E O FIM DA VIDA HUMANA E A SUA PROTEÇÃO JURÍDICA

O conceito de vida humana e o momento em que esta se inicia são temas que pertencem às ciências médicas e biológicas. À ciência jurídica cabe, tão-somente, dar-lhe o enquadramento legal, ao estabelecer quando se inicia e quando termina a proteção jurídica do bem da vida e com qual abrangência.

A determinação do início da vida é controversa nas ciências médicas e biológicas, existindo várias teorias a esse respeito. Vem prevalecendo o entendimento que a concepção inaugura o início da vida humana. Segundo Dernival da Silva Brandão:

> A embriologia humana demonstra que a nova vida tem início com a fusão dos gametas – espermatozoide e óvulo – duas células germinativas extraordinariamente especializadas e teleologicamente programadas, ordenadas uma à outra. Dois sistemas separados interagem e dão origem a um novo sistema; e este, por sua vez, dá início a uma série de atividades concatenadas, obedecendo a um princípio único, em um encadeamento de mecanismos de extraordinária precisão. Já não são dois sistemas operando independentemente um do outro, mas um único sistema que existe e opera em unidade: é o zigoto, embrião unicelular, que compartilha não apenas o ácido desoxirribonucleico (ADN), mas todos os cromossomos de sua espécie, a espécie humana, cujo desenvolvimento, então iniciado, não mais se detém até a sua morte. (...) É, portanto, um ser vivo humano e completo. Humano em virtude de sua constituição genética específica e de ser gerado por um casal humano, uma vez que cada espécie só é capaz de gerar seres da sua própria espécie. Do ponto de vista biológico não existe processo de humanização. Ou é humano desde o início de sua vida ou não será jamais: não há momento algum que marque a passagem do não humano ao humano. Completo, no sentido de que nada mais de essencial à sua constituição lhe é acrescentado após a concepção[55].

A partir da fecundação, há um novo ser, com individualidade própria e com carga genética definida. O concepto é um ser humano, uma

---

55 Dernival da Silva Brandão. *O Embrião e os Direitos Humanos. O Aborto Terapêutico*. In: A Vida dos Direitos Humanos: Bioética Médica e Jurídica. Porto Alegre: Sergio Antonio Fabris, 1999. p. 22-23.

vez que traz em si o germe de todas as características do ser racional[56]. Expõe Rodolfo Carlos Barra, ao tratar do *status* jurídico do embrião, que: "se é um ser e pertence à espécie humana, é um ser humano. Morfologicamente, não é um ser humano igual a um outro já nascido. Nem mesmo organicamente. Mas geneticamente o é"[57].

No âmbito jurídico, a proteção à vida humana dá-se a partir da concepção, em decorrência de o Estado brasileiro ser signatário da Convenção Americana de Direitos Humanos, que tutela a vida desde aquele momento. Por isso, o ordenamento jurídico brasileiro acolheu o momento da concepção como marco de proteção legal. No entanto, cabe ressaltar que, apesar de a proteção à vida ser a partir da concepção, há situações, legitimadas pelo ordenamento jurídico, nas quais prevalecem outros direitos fundamentais, em detrimento do direito à vida, diante da colisão de direitos fundamentais[58].

A tutela da vida humana abrange todo o ciclo da vida. Inicia-se com a fecundação, marco inicial do desenvolvimento humano, e continua com a implantação, o período embrionário, o período fetal, o nascimento, a infância, a puberdade, a idade adulta e a velhice, até a morte. A proteção constitucional dá-se em todas essas fases.

A proteção constitucional da vida humana não se limita à vida biológica. A proteção assegurada é ampla e importa o direito à existência digna. O direito à vida digna compreende a tutela de todos os direitos compatíveis com essa realidade. Pressupõe a garantia dos direitos fundamentais relacionados à vida digna, o que abrange não só os direitos básicos

---

56 Silmara J. A. Chinelato e Almeida. *Tutela Civil do Nascituro*. São Paulo: Saraiva, 2000. p. 160.
57 Ronaldo Carlos Barra. *Status Jurídico do Embrião Humano*. In: *Lexicon: Termos Ambíguos e Discutidos sobre Família, Vida e Questões Éticas* / Pontifício Conselho para a Família. 1.ed. Brasília: Edições CNBB, 2007. p. 891.
58 Carolina Alves de Souza Lima. *Aborto e Anencefalia: Direitos Fundamentais em Colisão*. cit. p. 48.

de sobrevivência do ser humano, como também os direitos vinculados ao bem-estar psíquico e social[59].

A tutela da vida digna depreende-se do artigo 1°, inciso III, da Lei Maior, segundo o qual o Estado brasileiro tem como um de seus fundamentos a dignidade da pessoa humana. Esse dispositivo é reforçado pelo *caput* do artigo 170 da Constituição, o qual estabelece que a ordem econômica, fundada na valorização do trabalho humano e na livre-iniciativa, tem por fim assegurar a todos os indivíduos existência digna, conforme os ditames da justiça social.

Diante da proteção jurídica da vida humana pelo ordenamento jurídico brasileiro, várias questões são colocadas em discussão. Inicia-se com a discussão da proteção jurídica dos embriões fecundados e ainda não implantados no útero materno[60], passa pela discussão do aborto e chega até a discussão da eutanásia, da ortotanásia e da distanásia.

Com relação ao direito de estar vivo, ou seja, o direito à existência, este pressupõe o direito de não se ter o processo vital interrompido senão pela morte natural. Em decorrência desse direito, a legislação penal tipifica os crimes que atentam contra a vida. É também em razão do direito à vida que a legislação penal considera, por exemplo, lícito proteger a vida, valendo-se da legítima defesa e do estado de necessidade.

As atuais técnicas de reprodução humana assistida, entretanto, trazem a nova realidade que demanda atuação específica do Direito quanto à proteção da vida humana. Trata-se da tutela civil e penal do embrião pré-implantatório,

---

59 Carolina Alves de Souza Lima. *Aborto e Anencefalia: Direitos Fundamentais em Colisão*. cit. p. 49.

60 Sobre o assunto: Silmara J. A. Chinelato e Almeida. *Tutela Civil do Nascituro, cit*; Silmara J. A. Chinelato e Almeida. *Bioética e Dano Pré-Natal*. Revista do Advogado. Associação dos Advogados de São Paulo, n. 58, março/2000; Mara Regina Trippo Kimura. *As Técnicas Biomédicas – A Vida Embrionária e o Patrimônio Genético Humano – à Luz da Regra da Proporcionalidade Penal*. Tese Doutorado. São Paulo: PUC/SP. 2006.

enquanto *in vitro* ou congelado[61], a ser definida expressamente pela legislação infraconstitucional, e com fundamento na Constituição Federal.

Diante dessa nova realidade apresentada pelas modernas técnicas de reprodução humana assistida, a vida humana precisa de proteção específica nas hipóteses de fecundação *in vitro*. Quando a fecundação ocorre fora do útero materno, o produto da concepção (zigoto ou embrião) fica exposto a inúmeras condutas que podem violar sua integridade. Dentre essas situações, podemos destacar que os avanços no campo da reprodução assistida possibilitam que óvulos, espermatozoides e embriões humanos sejam manipulados em laboratórios.

A título de exemplo, verifica-se que a Lei n. 11.105/2005, conhecida como lei da biossegurança, permite, no seu artigo 5º, para fins de pesquisa e terapia, a utilização de células-tronco embrionárias, obtidas de embriões humanos produzidos por fertilização *in vitro* e não utilizados no respectivo procedimento, desde que atendidas as seguintes condições: a) os embriões sejam inviáveis, ou estejam congelados há três anos ou mais, na data da publicação da lei, ou que já estivessem congelados na data da publicação dessa lei, depois de completados três anos, contados a partir da data de congelamento; b) haja o consentimento dos genitores; e c) a pesquisa tenha sido aprovada pelo comitê de ética da instituição.

Os parâmetros escolhidos pelo Direito para tutelar a vida humana na fecundação natural não são os mesmos para a fecundação *in vitro*, antes

---

61 Silmara J. A. Chinelato e Almeida. *Tutela Civil do Nascituro*. cit. p. 13. Segundo a autora: "O termo pré-embrião – empregado por alguns como Mac Laren, membro do Comitê inglês Warnock – não é científico e é discriminatório. Quanto a não ser científico, manifestou-se René Frydman no IV Congresso Latino Americano de Esterilidade e Fertilidade, realizado em S. Paulo, de 26 a 30 de junho de 1993, na Mesa de Discussões 'Reprodução Assistida – Aspectos legais, éticos e morais' da qual participamos. Enfatizou o renomado especialista francês em reprodução assistida que de embrião já se trata. O termo técnico correto é embrião pré-implantatório" (Silmara J. A. Chinelato e Almeida. *Bioética e Dano Pré-Natal*. cit. p. 64). O Parlamento europeu, em 16 de março de 1989, ao adotar a solução sobre os problemas éticos e jurídicos da manipulação genética, manifestou seu desejo por uma definição do estatuto jurídico do embrião humano para garantir a devida proteção da identidade genética do ser humano (Mara Regina Trippo Kimura. *As Técnicas Biomédicas – A Vida Embrionária e o Patrimônio Genético Humano – à Luz da Regra da Proporcionalidade Penal*. cit. p. 236).

da implantação do embrião no útero da mulher. São situações conside-radas distintas pelo legislador, devido às suas peculiaridades. No entanto, o legislador precisa definir expressamente o *status* jurídico do embrião pré-implantatório. A falta de regulamentação desse *status* jurídico vem gerando importante polêmica doutrinária quanto à constitucionalidade de alguns dispositivos da Lei n. 11.105/2005. O Supremo Tribunal Federal já se manifestou pela constitucionalidade do artigo 5º da referida lei[62]. No entanto, ainda cabe ao legislador infraconstitucional definir o *status* jurídico do embrião pré-implantatório tanto no âmbito civil quanto no criminal.

A proteção à vida compreende, outrossim, a proteção ao patrimô-nio genético de cada indivíduo e de toda a humanidade. A Constituição de 1988 tutelou o patrimônio genético. Seu artigo 225, ao tratar do direito ao meio ambiente ecologicamente equilibrado como direito das presen-

---

62 O Procurador-Geral da República ingressou com a ação direta de inconstitucionalida-de n. 3.510, perante o Supremo Tribunal Federal, alegando a inconstitucionalidade do arti-go 5º e seus parágrafos, da Lei n. 11.105, de 24 de março de 2005. Alegou que os dispositivos impugnados contrariam "a inviolabilidade do direito à vida, porque o embrião humano é vida humana, e faz ruir fundamento maior do Estado democrático de direito, que radica na preservação da dignidade da pessoa humana", segundo a petição inicial (fls. 11). O Chefe do *Parquet* fundamentou-se no direito absoluto à vida. O Tribunal, por maioria, jul-gou improcedente o pedido da referida ação direta de inconstitucionalidade. Prevaleceu o voto do Ministro Carlos Britto, relator do processo. Segundo os informativos 497 e 508 do STF: "Nos termos do seu voto, salientou, inicialmente, que o artigo impugnado seria um bem concatenado bloco normativo que, sob condições de incidência explícitas, cumulativas e razoáveis, contribuiria para o desenvolvimento de linhas de pesquisa científica das supostas propriedades terapêuticas de células extraídas de embrião humano in vitro. Esclareceu que as células-tronco embrionárias, pluripotentes, ou seja, capazes de originar todos os tecidos de um indivíduo adulto, constituiriam, por isso, tipologia celular que ofereceria melhores pos-sibilidades de recuperação da saúde de pessoas físicas ou naturais em situações de ano-malias ou graves incômodos genéticos. Asseverou que as pessoas físicas ou naturais seriam apenas as que sobrevivem ao parto, dotadas do atributo a que o art. 2º do Código Civil denomina personalidade civil, assentando que a Constituição Federal, quando se refere à 'dignidade da pessoa humana' (art. 1º, III), aos 'direitos da pessoa humana' (art. 34, VII, b), ao 'livre exercício dos direitos... individuais' (art. 85, III) e aos 'direitos e garantias individuais' (art. 60, § 4º, IV), estaria falando de direitos e garantias do indivíduo-pessoa. Assim, numa primeira síntese, a Carta Magna não faria de todo e qualquer estágio da vida humana um autonomizado bem jurídico, mas da vida que já é própria de uma concreta pessoa, porque nativa, e que a inviolabilidade de que trata seu art. 5º diria respeito exclusivamente a um indivíduo já personalizado. ADI 3510/DF, rel. Min. Carlos Britto, 28 e 29.5.2008. (ADI-3510)". Sobre o assunto, ver Gisele Mendes Carvalho. *Quando Deve Ter Início a Proteção da Vida Humana? (A Verdadeira Questão Inerente ao Julgamento da ADIN 3.510 pelo STF)*. IBC-CRIM. São Paulo, ano 15, n. 176, julho/2007. p. 15.

tes e futuras gerações, estabelece que, para assegurar a efetividade desse direito, cabe ao Poder Público preservar a diversidade e a integridade do patrimônio genético do país e fiscalizar as entidades dedicadas à pesquisa e à manipulação de material genético, além do dever de controlar a produção, a comercialização e o emprego de técnicas, métodos e substâncias que comportem risco para a vida, a qualidade de vida e o meio ambiente (CF, art. 225, §1°, incisos II e V).

No âmbito internacional, foi adotada pela Unesco, em 1997, a Declaração Universal do Genoma Humano e dos Direitos Humanos. Já em 2003, foi adotada, também pela Unesco, a Declaração Internacional sobre os Dados Genéticos Humanos. É a consolidação internacional de parâmetros jurídicos aos avanços trazidos pela Revolução Genética[63]. Com a proclamação do genoma humano e da informação nele contida como patrimônio comum da humanidade, esta passa a ser sujeito de direitos. Trata-se de efetivo avanço no âmbito do Direito Internacional dos Direitos Humanos.

A humanidade, incorporada nas gerações presentes e futuras, é sujeito de direitos, com relação ao seu patrimônio genético e, assim, titular do direito ao respeito a sua integridade genética. O genoma, constituição genética total de um indivíduo, passa a ser tutelado pelo Direito Internacional.

Segundo o artigo 1° da referida Declaração:

(...) o genoma subjaz à unidade fundamental de todos os membros da família humana e também ao reconhecimento de sua dignidade e diversidade inerentes. Num sentido simbólico, é a herança da humanidade.

O artigo 2°, por seu turno, reza que:

(...) todos têm direito ao respeito por sua dignidade e seus direitos humanos, independentemente de suas características genéticas. Essa dignidade faz com que seja imperativo não reduzir os indivíduos a suas características genéticas e respeitar a sua singularidade e diversidade.

---

63 Maria Garcia. *Limites da Ciência: A Dignidade da Pessoa Humana: A Ética da Responsabilidade*. São Paulo: Revista dos Tribunais. 2004. p. 102.

Em decorrência da individualidade de cada ser humano, o genoma humano requer instrumentos próprios de proteção legal[64]. Como observa Maria Garcia: "Não existe pessoa senão a partir do pré-embrião, do embrião e seu código genético – o genoma"[65].

Com relação à eutanásia, à ortotanásia e à distanásia, tema central deste trabalho, discute-se, tanto no campo jurídico como no da bioética, se há um último direito do ser humano, qual seja, o direito à morte digna. Entende-se, como será demonstrado ao longo do trabalho, pela existência do direito à morte digna, conforme interpretação penal-constitucional.

1.7. CONCEITO DE MORTE E OS CRITÉRIOS UTILIZADOS PARA A SUA DETECÇÃO

O conceito de morte também é controverso nas ciências médicas. Para determinar-se o momento da morte, é preciso antes defini-la. E mesmo no âmbito das ciências médicas não é fácil definir a morte. A realidade empírica demonstra e as ciências médicas comprovam que a morte não é, em geral, fenômeno instantâneo, mas um processo que se alonga no tempo. Ela ocorre em etapas e, por isso, em um espaço determinado de tempo. Não é, em geral, a parada total e instantânea da vida, mas um fenômeno lento e progressivo[66].

Sempre houve divergência nas ciências médicas em relação aos critérios para constatar-se a morte. Até a metade do século passado, dominava como válido para o diagnóstico da morte humana o critério da parada cardiorrespiratória[67]. A cessação das atividades pulmonares e da circulação sanguínea representava a morte humana. Entretanto, os

---

64 Maria Garcia. *Limites da Ciência: A Dignidade da Pessoa Humana: A Ética da Responsabilidade*. São Paulo: Revista dos Tribunais. 2004. p. 109-110.
65 Idem. Ibidem. p.150.
66 José Maria Marlet. *Conceitos Médico-Legal e Jurídico de Morte*. São Paulo: Justitia. 49. vol. 138, abr./jun. 1987. p. 44.
67 P. Martinez-Lage Alvarez y J. M. Martinez-Lage. *El Diagnóstico Neurológico de la Muerte*. In: *Manual de Bioética General*. 4. ed. Madrid: RIALP, 2000. p. 407.

avanços nas ciências médicas, por meio das técnicas de reanimação e o aparecimento dos aparelhos aptos a substituir as funções cardíacas e respiratórias, demonstraram a necessidade de encontrarem-se novos critérios para o diagnóstico da morte, uma vez que aqueles não se mostravam seguros.

Por meio de novos estudos e pesquisas na área, as ciências médicas passaram a adotar o critério da morte encefálica. Os primeiros estudos datam de 1959, realizados pelos médicos Mollaret e Goulon, que introduziram o termo *coma dépassé*, ou seja, o coma irreversível. Eles descreveram a situação de vários enfermos em coma, cujas funções cardiorrespiratórias eram mantidas artificialmente, mas sem nenhuma evidência de função cerebral[68].

Nas décadas seguintes, houve importantes avanços na detecção da morte encefálica. Os protocolos atualmente empregados para diagnosticá-la originaram-se de duas grandes vertentes. A primeira delas é a americana. Em 1968, uma publicação do *Harvard Report*[69] estabeleceu os critérios para detecção do coma irreversível. Em 1981, a *President's Comission on the study of ethical problems in medicine and biomedical and behavioral research* estabeleceu os termos atuais para definição de morte encefálica. Definiu-se a morte encefálica como *a cessação irreversível de todas as funções do encéfalo, incluindo as do tronco encefálico*. Estabeleceu-se, ainda, que a cessação dessas funções poderia ser avaliada por todos os métodos disponíveis, tanto os clínicos quanto os laboratoriais. Referida comissão também reconheceu que a atividade celular elétrica, mesmo presente em

---

68 P. Martinez-Lage Alvarez y J. M. Martinez-Lage. *El Diagnóstico Neurológico de la Muerte*. In: *Manual de Bioética General*. 4. ed. Madrid: RIALP, 2000. p. 407-408

69 Segundo P. Martinez-Lage Alvarez e J. M. Martinez-Lage: "*En 1968, aparece el primer protocolo diagnóstico elaborado por el Comité de la Universidad de Harvard designado a tal efecto. (...) Según el Ad hoc Committee de Harvard, los cuatro requisitos que debía cumplirse para calificar el coma irreversible habían de ser: ausencia de respuesta cerebral a cualquier estímulo, ausencia de movimientos espontáneos o inducidos, ausencia de respiración espontánea y ausencia de reflejos tendinosos profundos y del tronco cerebral. Recomendaban, así mismo, la presencia de un electroencefalograma plano y la exclusión de condiciones de hipotermia y de intoxicación por fármacos*" (Idem. ibidem. p. 408).

um grupo restrito de células, somente seria considerada em funcionamento se fosse de forma organizada e direcionada[70].

Na segunda vertente, de origem britânica, destacaram-se os trabalhos publicados pela *Conference of Royal Colleges and Faculties of the United Kingdon*, na Inglaterra, entre os anos de 1976 e 1979, nos quais se defendeu que bastava o diagnóstico clínico de morte irreversível do tronco encefálico para inferir a morte encefálica. A realização de exames subsidiários não era necessária nem tampouco obrigatória[71]. Assim, definiu-se a morte como a perda completa e irreversível das funções do tronco cerebral.

Atualmente, a comunidade científica mundial aceita a constatação da morte encefálica como morte humana. Entretanto, o que vem gerando importante polêmica nas ciências médicas é que os critérios para diagnosticar-se a morte encefálica nem sempre são os mesmos. Não há unanimidade entre estudiosos e pesquisadores na área das ciências médicas, quanto ao modo de averiguar-se a morte encefálica. Apesar dessas divergências, segundo Getúlio Daré Rabello:

> É de larga aceitação atual o conceito de que a confirmação da morte encefálica deve se basear em três princípios fundamentais: irreversibilidade do estado de coma, ausência de reflexos do tronco encefálico e ausência de atividade cerebral cortical[72].

Com a morte encefálica, as funções vitais não permanecem por mais de duas semanas, independentemente das medidas médicas tomadas. A partir daí, é possível interromper a administração de medicamentos, a utilização de aparelhos e, com a lei de transplantes (Lei n. 9434, de 4 de fevereiro de 1997), há a possibilidade de removerem-se órgãos, tecidos e partes do corpo humano para fins de transplante e tratamento.

---

70 Getúlio Daré Rabello. *Coma e Estados Alterados de Consciência*. Capítulo 7. In: *A Neurologia Que Todo Médico Deve Saber*. Capítulo 7. Org: Ricardo Nitrini e Luiz Alberto Bacheschi. 2. ed. São Paulo: Atheneu. 2003. p. 167.
71 Idem. Ibidem. p. 167, e P. Martinez-Lage Alvarez e J. M. Martinez-Lage. *El Diagnóstico Neurológico de la Muerte*. In: *Manual de Bioética General*. cit. p. 408.
72 Getúlio Daré Rabello. *Coma e Estados Alterados de Consciência*. Capítulo 7. In: *A Neurologia Que Todo Médico Deve Saber*. cit. p. 167.

No âmbito internacional, cabe destacar a Declaração de Sidney sobre a determinação da hora da morte, adotada pela 22ª Assembleia Geral da Associação Médica Mundial na cidade de Sidney, Austrália, em agosto de 1968 e emendada pela 35ª Assembleia Geral da referida associação médica em Veneza, Itália, em outubro de 1983:

> 1. A determinação da hora da morte é, em muitos países, responsabilidade legal do médico, e assim deverá continuar. Usualmente, ele estará apto para decidir se uma pessoa está morta, sem métodos especiais, apenas empregando os critérios clássicos, conhecidos por todos os médicos. 2. Duas práticas modernas em Medicina exigiram estudos mais aprofundados sobre esta questão: 2.1 – a capacidade de manter, por meios artificiais, a circulação com sangue oxigenado através dos tecidos do corpo, que podem estar irremediavelmente lesados; 2.2 – o uso de órgãos de cadáveres, tais como coração e rim, para fins de transplantes. 3. A dificuldade é saber se a morte é um processo gradual a nível celular, com variações na sua capacidade de substituir a privação de 0_2. O interesse clínico não fica no estado de preservação celular isolada, mas no destino do ser humano. Aqui, o conceito de morte de diferentes células e órgãos não é tão importante como a certeza de que o processo tornou-se irreversível depois de utilizadas todas as técnicas de ressuscitação. 4. Esta determinação deverá ser baseada no julgamento clínico, suplementado, se necessário, por um número de diagnósticos auxiliares, entre os quais o EEG, que é o de maior valor neste diagnóstico. No entanto, nenhum critério tecnológico isolado é inteiramente satisfatório no presente estado da Medicina, nem nenhuma técnica ou procedimentos podem ser substituídos pelo julgamento do médico. Se o caso é de um transplante de órgão, a determinação da morte deverá ser feita por dois ou mais médicos, e estes, ao precisarem o momento daquela, não deverão, em hipótese alguma, preocupar-se com a realização do transplante. 5. Antes da determinação da morte de uma pessoa impõe-se eticamente processarem-se todas as tentativas de ressuscitação e, em países onde a lei permite a remoção de órgãos de cadáveres, o consentimento deverá estar previamente legalizado[73].

No âmbito nacional, o Conselho Federal de Medicina regulamentou, mediante parecer, o diagnóstico de morte encefálica e autorizou qualquer médico, independentemente da especialização, a comprovar clinicamente o estado de morte encefálica. O Conselho Regional de São

---

73 Disponível em: http://www.dhnet.org.br/direitos/codetica/medica/22sidney.html. Acesso em 7 de agosto de 2017.

Paulo recomenda seguir o modelo do protocolo do hospital de clínicas da Universidade Federal do Paraná, formulado em 1986. Entretanto, cada instituição pode elaborar seu próprio protocolo[74].

A Lei n. 9.434, de 4 de fevereiro de 1997, que dispõe sobre a remoção de órgãos, tecidos e partes do corpo humano para fins de transplante e tratamento, estabelece a morte encefálica como marco final da vida humana. Segundo o caput do seu artigo 3º:

> A retirada 'post mortem' de tecidos, órgãos ou partes do corpo humano destinados a transplante ou tratamento deverá ser precedida de diagnóstico de morte encefálica, constatada e registrada por dois médicos não participantes das equipes de remoção e transplante, mediante a utilização de critérios clínicos e tecnológicos definidos por resolução do Conselho Federal de Medicina.

Segundo a referida lei, cabe ao Conselho Federal de Medicina definir, por meio de resolução, os critérios clínicos e tecnológicos para diagnosticar a morte encefálica. O Conselho Federal de Medicina editou a Resolução n. 1.480/97 e estabeleceu quais são os critérios para diagnosticar a morte encefálica, que, segundo essa resolução, dá-se com a parada total e irreversível das funções encefálicas.

Verifica-se que o ordenamento jurídico brasileiro acolheu, para os casos de transplantes de órgãos, a comprovação da morte encefálica, segundo critérios clínicos e tecnológicos definidos por resolução do Conselho Federal de Medicina (artigo 3º, da Lei n. 9.434/97). Em todas as outras situações de morte, o critério para diagnóstico também deve ser a morte encefálica. Cabe lembrar que a morte encefálica é aceita, pela comunidade científica mundial, como o momento da morte[75].

---

74 Getúlio Daré Rabello. *Coma e Estados Alterados de Consciência*. Capítulo 7. In: A Neurologia Que Todo Médico Deve Saber. cit. p. 166-167.

75 De acordo com o artigo 3º da referida resolução, "a morte encefálica deverá ser consequência de processo irreversível e de causa conhecida". O artigo 4º, por seu turno, preceitua: "Os parâmetros clínicos a serem observados para constatação de morte encefálica são: coma aperceptivo com ausência de atividade motora supra-espinal e apneia". Já o artigo 6º estabelece que: "os exames complementares a serem observados para a constatação de morte encefálica deverão demonstrar de forma inequívoca: a) ausência de atividade elétrica cerebral ou, b) ausência de atividade metabólica cerebral ou, c) ausência de perfusão sanguínea cerebral".

SEÇÃO 2
A CONSTITUIÇÃO FEDERAL DE 1988 E O DIREITO À MORTE DIGNA: ANÁLISE DA EUTANÁSIA, DA ORTOTANÁSIA E DA DISTANÁSIA

2.1. INTRODUÇÃO

A principal discussão em relação à eutanásia, à ortotanásia e à distanásia refere-se ao direito à morte digna. Indaga-se se, diante da proteção da vida humana digna pela Constituição, haveria um último direito do ser humano: o direito à morte digna. No entanto, para a análise tanto jurídica quanto ética dessa questão, fazem-se necessárias algumas reflexões preliminares.

Em primeiro lugar, a resposta a essa indagação não pode ser encontrada exclusivamente na Legislação Penal, mas sim na Constituição, por meio da hermenêutica constitucional. E esta se dá com a análise dos princípios constitucionais referentes à interpretação e à aplicação dos direitos fundamentais no sistema jurídico brasileiro, em especial o princípio da proporcionalidade. Ao Código Penal cabe regulamentar o que já foi estabelecido segundo a hermenêutica constitucional.

A análise é primeiramente constitucional, porque a Constituição é a lei fundamental e suprema do Estado brasileiro, segundo determina o princípio da supremacia da Constituição. Ela está no vértice do sistema jurídico nacional. Tem posição hierárquica superior em relação a todas as espécies normativas e atos jurídicos do sistema jurídico, dentre eles a legislação penal. Todas as normas que compõem o ordenamento jurídico nacional somente são válidas se estiverem em conformidade com a Constituição. Por isso, todos os atos normativos devem estar de acordo com a Lei Maior, sob pena de serem considerados revogados ou inconstitucionais[76].

Em segundo lugar, a inviolabilidade do direito à vida, prevista na Constituição, deve ser compreendida como o direito a não ter a vida agre-

---

76 Luís Roberto Barroso. *Interpretação e Aplicação da Constituição: Fundamentos de uma Dogmática Constitucional Transformadora*. 6. ed. São Paulo: Saraiva, 2004. p. 370-371.

dida por qualquer conduta humana de terceiro que tenha por base uma ação ou omissão ilegítima[77].

Em terceiro lugar, a análise da eutanásia, da ortotanásia e da distanásia deve ter como premissa inicial o fato de o Estado brasileiro ser laico e, por isso, desvinculado dos valores religiosos. Por ser laico, o Estado brasileiro tutela tanto a liberdade de consciência quanto a de crença, de acordo com o artigo 5º, inciso VI, da Constituição. Isso significa que a Constituição protege todas as formas de crer, não distinguindo entre deístas, agnósticos ou ateístas. O respeito à pluralidade de ideias, de crenças e de opiniões representa o respeito ao pluralismo cultural e à liberdade de consciência e de crença, resguardados pelo Estado Democrático de Direito brasileiro.

Em quarto lugar, a proteção constitucional da vida humana garante a todos o direito à vida digna. Se há garantia da vida digna, indaga-se se há, dentre todos os direitos fundamentais, um último direito, ou seja, o direito constitucional à morte digna.

Hodiernamente, o maior obstáculo para a real e efetiva discussão sobre a eutanásia está nas sombras deixadas pelo chamado "programa eutanásia" nazista, realizado antes e durante a Segunda Guerra Mundial. Muitos autores, inclusive, justificam a absoluta contrariedade à eutanásia na atualidade, porque referido programa conduziu à deliberada e sistemática eliminação de milhares de seres humanos, fundado no princípio da supressão de seres carentes de valor vital[78].

No entanto, apesar de a eutanásia distinguir-se completamente do genocídio e da eugenia, e não guardar qualquer relação com estes, da ótica dos direitos humanos e da bioética, a memória das práticas de extermínio ocorridas durante o regime totalitário nazista alemão é, até hoje, o maior

---

77 Luciano de Freitas Santoro. *Morte Digna: Morte Digna: O Direito do Paciente Terminal*. Curitiba: Juruá, 2010. p. 31-43.
78 Ana Maria Marcos Del Cano. *La Eutanásia: Estúdio Filosófico-Jurídico*. cit. p. 30-31.

obstáculo à discussão contemporânea do direito de morrer dignamente tanto no Direito quanto na Bioética[79].

A discussão que se quer travar sobre a eutanásia, a ortotanásia e a distanásia na atualidade não guarda qualquer relação com as atrocidades cometidas no holocausto. Muito pelo contrário, o que se pretende discutir é o direito à morte digna, com respeito aos Direitos Humanos e à Bioética.

2.2. CONCEITO: EUTANÁSIA, ORTOTANÁSIA, DISTANÁSIA, SUICÍDIO ASSISTIDO E MISTANÁSIA

O verbete *"eutanásia"* é termo conhecido por qualquer pessoa, ainda que não tenha conhecimentos técnicos sobre Direito ou Medicina. Entretanto, nas últimas décadas, especialmente a partir da metade do século XX, alguns termos novos surgiram, tais como *"ortotanásia"*, *"distanásia"*, *"suicídio assistido"* e *"mistanásia"*. Imperioso, assim, inicialmente estabelecer a correta conceituação de cada uma dessas denominações, para que se possa estabelecer a consequência jurídica de cada uma dessas condutas.

Palavra derivada do grego, "eutanásia" é concebida como "boa morte", porquanto o prefixo *eu* significa "boa" e *thánatos* "morte". Nesse sentido, deve ser entendida como o ato de ceifar-se a vida de outra pessoa acometida por uma doença incurável, que lhe causa insuportáveis dores e sofrimentos, por piedade e em seu interesse. O que motiva o autor da eutanásia, então, é a compaixão para com o próximo, isto é, busca-se fazer um "bem" àquele doente, fator diferenciador de um homicídio simples (matar alguém). Por isso, ausente a compaixão, não há que se falar em eutanásia, mas sim em homicídio.

Cabe observar que a eutanásia, na atualidade, não se restringe apenas aos casos de doentes terminais. Alcança realidades não menos complexas, como, por exemplo, as relacionadas aos recém-nascidos com

---

79 Débora Diniz. *Quando a Morte é um Ato de Cuidado*. In: *Nos Limites da Vida: Aborto, Clonagem e Eutanásia sob a Perspectiva dos Direitos Humanos*. cit. p. 299.

malformações congênitas (eutanásia precoce) e os pacientes em estado vegetativo persistente[80]. Nas palavras de Lino Ciccone, eutanásia é:

> (...) la muerte indolora infligida a una persona humana, consciente o no, que sufre abundantemente a causa de enfermedades graves e incurables o por su condición de disminuido, sean estas dolencias congénitas o adquiridas (...) porque se considera irracional que prosiga una vida que, en tales condiciones, se valora como ya no digna de ser vivida[81].

A eutanásia pode ser classificada como ativa ou passiva, sendo a ativa ainda subdividida em direta ou indireta. Como na eutanásia há uma ação ou uma omissão que dá início ao evento morte, e sem a qual o doente continuaria vivendo, ainda que com dor ou sofrimento, será classificada como ativa quando seu autor der início ao evento morte por uma ação e será passiva se a morte ocorrer por uma omissão, em regra, consubstanciada na supressão ou interrupção dos cuidados médicos que oferecem o suporte indispensável à manutenção da vida[82].

Na eutanásia ativa direta, procura-se o encurtamento da vida do paciente por meio de condutas positivas, ajudando-o a morrer. Já na eutanásia ativa indireta, não se busca a morte do paciente, mas sim aliviar a dor ou o sofrimento, com a utilização de fármacos que, no entanto, apresentam como efeito secundário certo ou necessário a abreviação da vida do paciente, é dizer, serão a causa do evento morte[83].

Observa-se que a classificação doutrinária de eutanásia em eugênica (aquela que visa ao aprimoramento da raça), em criminal (a eliminar indivíduos considerados socialmente perigosos), em econômica (a eliminar pessoas consideradas inúteis e que acarretam elevado custo econômico assistencial), em experimental (a eliminar pessoas com o fim de realizar

---

80 Gisele Mendes de Carvalho. *Aspectos Jurídico-Penais da Eutanásia*. São Paulo: IBC-CRIM, 2001. p. 17.
81 Lino Ciccone. *Lá ética y el término de la vida humana*. In: *Manual de bioética general*. Org. Aquilino Polaino-Lorente. 4. ed. Madrid: Rialp, 2000. p. 424.
82 Luciano de Freitas Santoro. *Morte Digna: Morte Digna: O Direito do Paciente Terminal*. cit. p. 117-118.
83 Idem. Ibidem. p. 118-119.

experiências científicas) e em solidária (a eliminar pessoas com doença incurável com o objetivo de utilizar seus tecidos e órgãos para transplante em outro doente que apresente melhores chances de sobrevida) não preenche os elementos do conceito de eutanásia[84].

Nenhum desses comportamentos é eutanásico, porque carecem do elemento caracterizador da eutanásia, que é a compaixão com o próximo; ao contrário, nada nessas condutas indica finalidades nobres e altruístas. Esse entendimento é corroborado pelo fato de que, nos países em que a eutanásia fora legalizada, como na Holanda e na Bélgica, o ato de indulgência sempre foi requisito primordial.

A eutanásia passiva não se confunde com a ortotanásia. Enquanto nesta a causa do evento morte já se iniciou, e por isso a morte é inevitável e iminente, na eutanásia passiva a omissão é a causadora do resultado morte. Na eutanásia passiva, omitem-se ou suspendem-se procedimentos indicados e proporcionais e que poderiam beneficiar o paciente, tais como os cuidados paliativos ordinários e proporcionais. Já na ortotanásia, suspendem-se os procedimentos considerados extraordinários e desproporcionais, diante da inevitável e iminente morte. Tais procedimentos compreendem a distanásia, por levar ao prolongamento artificial da vida, sem melhorar a existência em seu processo final[85].

Verifica-se que, na ortotanásia e na eutanásia passiva, os comportamentos convergem na motivação, na compaixão ao próximo, permitindo uma morte sem dor ou sofrimento. Coincidem, também, por tratar-se de uma omissão, uma supressão na prestação ou na continuidade do tratamento. Porém, divergem quanto ao momento da conduta: o início do processo mortal. Enquanto na ortotanásia a causa do evento morte já se

---

84 Luciano de Freitas Santoro. *Morte Digna: O Direito do Paciente Terminal. cit.* p. 120-121.
85 Idem. Ibidem. p. 132-139.

iniciou, na eutanásia passiva essa omissão é que será a causa do resultado, daí a primordial diferença[86].

Há, na doutrina jurídica brasileira, renomados autores que entendem ser lícito o procedimento da ortotanásia. Para Aníbal Bruno, no dever de agir do médico não se inclui o dever de prolongar uma vida irreversivelmente em extinção[87]. Para Paulo José da Costa Jr., a ortotanásia é "uma modalidade de eutanásia plenamente defensável"[88].

A ortotanásia possibilita ao ser humano morrer dignamente, o que humaniza o processo da morte. Segundo Luciano de Freitas Santoro, a ortotanásia:

> (...) é o comportamento do médico que, frente a uma morte iminente e inevitável, suspende a realização de atos para prolongar a vida do paciente, que o levariam a um tratamento inútil e a um sofrimento desnecessário, e passa a emprestar-lhe os cuidados paliativos adequados para que venha a falecer com dignidade[89].

Para o autor, faz-se também necessário o consentimento do paciente ou, quando impossibilitado, de seus familiares[90].

Nas situações que demandam a ortotanásia, a vida não pode mais ser preservada, em razão da iminente e inevitável morte. Diante dessa realidade, indaga-se: qual deve ser a postura do médico? Adotar a distanásia, também conhecida como obstinação terapêutica, ou adotar as medidas

---

86 Luciano de Freitas Santoro. *Morte Digna: O Direito do Paciente Terminal*. cit. p. 138. De acordo com Luciano de Freitas Santoro: *"Por isso, não se pode aceitar que se entenda por sinônimos os termos eutanásia passiva e ortotanásia, porque isto leva o aplicador da norma a uma conclusão equivocada, decorrente da ausência de percepção da real condição que leva o paciente ao resultado morte. Portanto, embora o nome seja uma questão de somenos importância, acaba adquirindo um realce diverso todas as vezes em que o operador do direito olvida-se de apurar a causa do evento e aceita passivamente a consequência jurídica de determinada situação no lugar da outra"*. (Idem. Ibidem. p. 108). No mesmo sentido é a lição de Leonard Martin: *"o desafio é identificar corretamente se um determinado tipo de comportamento é de fato eutanásia, o que é indispensável para poder emitir com serenidade um juízo ético fundamentado"* (Aprofundando alguns conceitos fundamentais: eutanásia, mistanásia, distanásia, ortotanásia e ética médica brasileira. In: *Eutanásia: por que abreviar a vida?*. São Paulo: Loyola, 2004. p. 201).
87 Aníbal Bruno. *Crimes contra a Pessoa*. 4. ed. Rio de Janeiro: Rio, 1976. p. 124.
88 Paulo José da Costa Jr. *Curso de Direito Penal*. 9. ed. São Paulo: Saraiva, 2008. p. 306.
89 Luciano de Freitas Santoro. *Morte Digna: O Direito do Paciente Terminal*, cit. p. 133.
90 Idem. Ibidem. p.162.

necessárias para preservar e promover a dignidade do paciente, por meio dos cuidados paliativos?

Se a morte for compreendida como um processo natural e final da vida e não como um fracasso, a ortotanásia será concebida como um procedimento pautado no respeito à morte digna, o que possibilitará a humanização do processo de morte. Afinal, se todo o processo da vida deve ser pautado pelo respeito à dignidade, não há dúvida que o processo de morte também deve ser guiado pelo respeito à dignidade. E a finalidade da intervenção médica na ortotanásia é a preservação da dignidade humana, para que o paciente tenha garantido o direito à morte boa, ao seu tempo e com respeito aos seus valores. Morte boa, segundo Débora Diniz, seria:

> (...) aquela resultante de uma combinação de princípios morais, religiosos e terapêuticos. Não basta uma boa Medicina para garantir a boa morte, é preciso um cuidado respeitoso com as crenças e valores que definem o sentido da vida e da existência para que se garanta a experiência de uma boa morte para a pessoa doente[91].

De acordo com decisão do Supremo Tribunal Federal da Alemanha, o limite ao dever de agir do médico encontra-se no respeito à dignidade da pessoa humana, que possibilita ao paciente morrer com dignidade. Segundo a decisão:

> (...) no existe una obligación jurídica de mantener a cualquier precio una vida que se extingue. Las medidas que alargan la vida no son imprescindibles por el hecho de ser tecnológicamente posibles. En vista de que la tecnología médica ha sobrepasado los límites actuales, la frontera del deber de tratamiento médico en la decisión del caso concreto no se determina con la eficacia de los artificios, sino con el respeto a la vida y a la dignidad de la persona[92].

Se, por um lado, a ortotanásia possibilita a morte digna, por outro, a distanásia leva ao tratamento desumano. Não há dúvida que o avanço técnico-científico da medicina, nas últimas décadas, tem trazido inúmeros benefícios

---

91 Débora Diniz. Quando a Morte é um Ato de Cuidado. In: *Nos Limites da Vida: Aborto, Clonagem e Eutanásia sob a Perspectiva dos Direitos Humanos*. cit. p. 298.
92 Claus Roxin. Tratamiento Jurídico-Penal de la Eutanásia. In: *Eutanasia y Suicidio: Cuestiones Dogmáticas y de Política Criminal*. cit. p. 17.

para a saúde e o bem-estar das pessoas. No entanto, tem levantado questões éticas e jurídicas no sentido de se questionar até que ponto a medicina deve interferir no processo da morte. Indaga-se: é legítimo ao homem prolongar ao máximo a vida de uma pessoa, sem qualquer qualidade, apenas para manter a quantidade de vida, mesmo com afronta à dignidade da pessoa humana?

Observa-se que a questão é bastante complexa, uma vez que, como aponta Débora Diniz:

> Não se define obstinação terapêutica em termos absolutos. Um conjunto de medidas terapêuticas pode ser considerado necessário e desejável para uma determinada pessoa e excessivo e agressivo para outra. Esta fronteira entre o necessário e o excesso nem sempre é consensual, pois o que há por trás desta ambiguidade são também diferentes concepções sobre o sentido da existência humana[93].

Apesar de não haver uma definição absoluta para a distanásia, ela caracteriza-se pela adoção de medidas terapêuticas excessivas e que não direcionam para a cura, mas para o sofrimento do paciente. Trata-se de o médico adotar medidas fúteis e desproporcionais que configuram tratamento desumano e degradante, por permitir o prolongamento da vida exclusivamente em temos quantitativos e não qualitativos. Cuida-se de procedimento que ofende a dignidade da pessoa humana, fundamento do Estado Democrático de Direito brasileiro, assim como da Bioética.

Diante da vedação a qualquer forma de tratamento desumano e degradante, previsto no artigo 5º, inciso III, da Constituição, a prática da distanásia deve ser compreendida como conduta vedada pela Lei Maior. A tutela da vida digna pressupõe sua garantia em todos os momentos da existência humana, inclusive no processo de morte. E a morte digna será aquela pautada não só no máximo de cuidado médico, por meio dos cuidados paliativos, mas também aquela na qual há o respeito às crenças e aos valores de cada indivíduo.

---

93 Débora Diniz. Quando a Morte é um Ato de Cuidado. In: *Nos Limites da Vida: Aborto, Clonagem e Eutanásia sob a Perspectiva dos Direitos Humanos.* cit. p. 295.

A ortotanásia configura o meio-termo entre a eutanásia e a distanásia. Entre encurtar a vida humana pela eutanásia e prolongá-la pela obstinação terapêutica, há um terceiro comportamento, que é a ortotanásia ("*orthos*" = correto e "*thanatos*" = morte)[94].

Juan Masiá defende que deve ser encontrado um meio-termo entre acelerar a morte pela conduta eutanásica e adotar a obstinação terapêutica, ou seja, sem desistir antes do tempo, mas, também, sem submeter a pessoa a um encarniçamento terapêutico. Não se trata de simples supressão do tratamento. Não é apenas suprimir o tratamento que causa dor ao paciente e que busca de qualquer forma curá-lo, mas, ao contrário, é aceitar a condição de que é um ser humano, de que a morte é algo natural e próprio desse ser, e passar a se empregar outro tratamento, propiciando-lhe alívio em suas dores e sofrimento[95].

Nesse sentido, a ortotanásia é o comportamento do médico que, diante de morte iminente e inevitável, suspende a realização de atos considerados inúteis para prolongar a vida do paciente e passa a emprestar-lhe os cuidados paliativos adequados para que venha a falecer com dignidade[96]. Trata-se, pois, da conduta correta do médico ante a morte, que ocorrerá no momento próprio, respeitando-se a dignidade do ser humano, já que o paciente não será submetido a uma verdadeira tortura terapêutica.

Os cuidados paliativos propiciam ao paciente que tenha em seus momentos finais o máximo de bem-estar físico, psíquico, social e espiritual, mesmo quando não há a mínima perspectiva de cura. É possível, então, cogitar-se em saúde do doente crônico ou terminal. Segundo Leocir Pessini:

> A função curadora da medicina abarca o curar e o cuidar, e a 'cura' pode acontecer num sentido mais amplo, mesmo naqueles casos em que a medicina não pode

---

94 Jacques Roskam apresentou um trabalho sobre o tema, denominado "*Purely vegetative survival in cerebrosclerosis; euthanasia, dysthanasia, orthothanasia*", publicado na *Revue Médicale de Liège*, de outubro de 1950. p. 709/713.

95 Juan Masiá. *¿Eutanásia o buena muerte? Cuestiones éticas mas alla y mas aca de la muerte*. In: *La eutanásia y el arte de morir*. Col. Dilemas eticos de la medicina actual – 4. Madrid: UNiversidad Pontifícia Comillas, 1990. p. 125-145.

96 Luciano de Freitas Santoro. *Morte digna: o direito do paciente terminal*, cit. p. 133.

curar. Ela, a medicina, pode curar ao ajudar efetivamente a pessoa a conviver com doenças permanentes[97].

Para Maria Julia Kovács, morrer com dignidade pressupõe:

> (...) ter conhecimento da aproximação da morte, controle; intimidade e privacidade; conforto para sintomas incapacitantes; escolha do local da morte; ter informação, esclarecimento, apoio emocional e espiritual; acesso a cuidados paliativos; pessoas com quem compartilhar; acesso às DAV, poder decisório e poder se despedir; partir sem impedimentos. É a possibilidade de recuperar aspectos da morte domada como evento natural e com pessoas significativas[98].

Já o suicídio assistido, também conhecido como autoeutanásia ou suicídio eutanásico, é o comportamento em que o próprio indivíduo dá fim à sua vida sem a intervenção direta de terceiro na conduta que o levará à morte, embora essa outra pessoa, por motivos humanitários, venha a participar prestando assistência moral ou material para a realização do ato.

Esse comportamento diferencia-se do suicídio genérico em virtude de sua motivação, posto que a prática da autoeutanásia, de acordo com Carlos Maria Romeo Casabona: *"seria único medio de abreviar el sufrimiento físico y moral derivado de una enfermedad terminal o de una minusvalía irreversible"*[99], enquanto o suicídio simples *"consiste en quitarse uno mismo violenta y voluntariamente la vida que ya no quiere ser vivida por cualquier otro motivo y en circunstancias diferentes"*[100].

Do mesmo modo, não há como confundir o suicídio assistido com a eutanásia, porque nesta é pessoa diversa quem executará a ação ou omissão que será a causa do evento morte, ao passo que naquele a conduta capaz de gerar o evento morte é praticada pela própria pessoa que vem a falecer.

---

97 *Distanásia: até quando prolongar a vida?*. 2. ed. São Paulo: Loyola, 2007. p. 58-59.

98 *A Caminho da Morte com Dignidade no Século XXI*. Disponível em: http://www.scielo.br/scielo.php?script=sci_arttext&pid=S1983-80422014000100011. Acesso em 12 de agosto de 2017.

99 Carlos María Romeo Casabona. *El derecho y la bioética ante los límites de la vida humana*, Madrid: Editorial Centro de Estudios Ramón Areces, 1994. p. 427.

100 Idem. ibidem. p. 427.

A mistanásia ou eutanásia social é, por sua vez, segundo Maria Helena Diniz, *"a morte do miserável, fora e antes de seu tempo, que nada tem de boa ou indolor"*[101]. Nas lições de Leornard Martin, três são as situações caracterizadoras da mistanásia:

> (...) primeiro, a grande massa de doentes e deficientes que, por motivos políticos, sociais e econômicos, não chega a ser paciente, que não consegue ingressar efetivamente no sistema de atendimento médico; segundo, os doentes que conseguem ser pacientes para, em seguida, se tornar vítimas de erro médico; e, terceiro, os pacientes que acabam sendo vítimas de má prática por motivos econômicos, científicos ou sociopolíticos[102].

Essas situações de mistanásia podem configurar, no nosso entender, o crime de homicídio, porquanto não guardam qualquer relação com os elementos da eutanásia. Configuram inclusive tratamento desumano e degradante, com afronta aos postulados dos direitos humanos, da ética médica e da bioética.

2.3. BREVES APONTAMENTOS SOBRE A HISTÓRIA DA EUTANÁSIA

Por ser talvez a única verdade incontestável, a morte sempre despertou o interesse do homem, assim como o seu temor. Sabemos que o morrer é um processo natural e que inevitavelmente será experimentado por todos nós. No entanto, assim como a sexualidade, a morte também tem sido, ao longo dos tempos e das civilizações, um tabu, o que dificulta sua discussão e seu enfrentamento, especialmente na cultura ocidental.

A história da eutanásia revela que nem sempre houve uma precisa distinção, tanto no campo cultural quanto no jurídico, do ato de *"matar"* e de *"deixar morrer"*. O homicídio, a eutanásia e a tentativa de suicídio nem sempre foram compreendidos distintamente ao longo da história da

---

101 *O estado atual do biodireito.* 5. ed. São Paulo: Saraiva, 2008. p. 371.
102 Leonard Martin. *Aprofundando alguns conceitos fundamentais: eutanásia, mistanásia, distanásia, ortotanásia e ética médica brasileira,* cit. p. 210 e segs.

humanidade. Em muitas passagens históricas, há uma confusão entre o homicídio, a eutanásia, o auxílio ao suicídio e o genocídio.

A eutanásia, como se verificará, nem sempre foi compreendida como na atualidade. Já a ortotanásia, sinônimo de cuidados paliativos, tem seus requisitos fundamentados na bioética, e é tema novo, dos séculos XX e XXI, não obstante ter sua origem no nascimento dos *hospices*, relatados desde a Antiguidade.

Por isso, cabe ressaltar que apesar de a prática da eutanásia estar presente ao longo da história das mais diversas civilizações, desde os chamados povos primitivos e antigos, a maioria das suas antigas formas de manifestação não guarda relação com o que hoje concebemos tanto como eutanásia quanto como ortotanásia e que é objeto de análise deste livro.

Diego Gracia, em um dos trabalhos mais relevantes sobre eutanásia na literatura mundial, defende a tese de que é possível encontrar três períodos distintos para o estudo da eutanásia, denominados de "*eutanásia ritualizada*", "*eutanásia medicalizada*" e "*eutanásia autonomizada*"[103]. O primeiro, o da eutanásia ritualizada, esteve muito presente tanto entre os povos primitivos quanto entre os antigos, não obstante poder ser encontrada em outras culturas e tempos, como, por exemplo, a eutanásia piedosa empregada nos feridos de guerra durante a Idade Média e Moderna. Trata-se da utilização da eutanásia como rito de passagem, para se proporcionar a "boa morte".

Segundo o referido autor: "*Este objetivo de ayudar a bien morir se lo han propuesto todas las culturas en sus ritos de passo tanatológicos*"[104]. Observa o autor que os meios utilizados sempre foram muito diversificados e eram praticados tanto por familiares, como por magos e feiticeiros. Segundo ele, a ritualização da morte tinha como fim humanizar o processo de morte[105], não obstante verificarmos, com os exemplos a seguir

---

103 Diego Gracia. "*Historia de la Eutanasia*". In: *La Eutanasia y el Arte de Morir*. Col. Dilemas eticos de la medicina actual – 4. Madrid: Universidad Pontificia Comillas, 1990. p. 13-32.
104 Idem. Ibidem. p. 16.
105 Idem. Ibidem. p. 18.

apresentados, que as práticas tinham, em muitas circunstâncias, caráter econômico ou eugênico.

Segundo os ensinamentos de Gisele Mendes de Carvalho:

> (...) entre os povos pretéritos, como os celtas, o desígnio eutanásico se concretizava através do costume de se dar a morte aos anciãos doentes. Em algumas tribos antigas e grupos selvagens era comum a prática, por muitos conservada até hoje, que impunha a obrigação sagrada ao filho de ministrar a boa morte ao pai velho e enfermo. Isso porque o homem primitivo, que vivia imbuído da luta pela sobrevivência, guiava-se por uma moral utilitária. Assim, como não podia proteger os seres inúteis nem dar-lhes alimentos, costumava livrá-los de seu sofrimento antecipando sua morte. Nessa trilha, observa-se que em algumas ilhas do Pacífico, era costume estrangular aos anciãos sobre a sepultura aberta onde mais tarde seriam depositados seus restos mortais. Entre os Karens, da Birmânia, bastava a simples petição por parte daquele que padecesse de enfermidade penosa e incurável para que fosse imediatamente enforcado. Também entre os esquimós era tradição abandonar às intempéries, ou em iglus hermeticamente fechados, anciãos e enfermos incuráveis ou até mesmo primogênitos recém-nascidos do sexo feminino[106].

As civilizações primitivas e antigas conheceram e legitimaram o fenômeno da eutanásia junto com o eugênico. Isso porque havia uma concepção completamente distinta do valor da vida humana, se comparada ao que hoje compreendemos a partir dos direitos humanos e da bioética[107].

Para os povos da Antiguidade, em particular, para os gregos e os romanos, o indivíduo pertencia ao Estado e vivia para ele e em função dele. O Estado considerava-se proprietário tanto de seus corpos quanto de suas almas. Os valores socioculturais eram voltados para a coletividade e não para a individualidade. Por isso, os valores da coletividade prevaleciam sobre a autonomia individual[108]. O valor da vida consistia em que ela fosse útil para a coletividade.

---

106 Gisele Mendes de Carvalho. *Aspectos Jurídico-Penais da Eutanásia*. São Paulo: IBCCRIM, 2001. p. 32-33.
107 Ana Maria Marcos del Cano. *La Eutanasia: Estudio Filosófico-Jurídico*. cit. p. 25.
108 Carolina Alves de Souza Lima. *A Construção da Cidadania e o Direito à Educação*. Tese de Livre-Docência. São Paulo: PUC/SP, 2012. p. 40.

Nesse sentido, expõe Ana Maria Marcos Del Cano que:

> *En Grecia, el ciudadano estaba completamente sometido al Estado. En este clima fuertemente caracterizado por la supremacia de la colectividade sobre el individuo, en el cual los deberes para la realización del interés público eran prioritários a las exigências de la garantia de la libertad, maduro una mentalidad según la cual dar muerte a los incurables, a los ancianos, a los inválidos y a los recién nacidos deformes era sugerida, no por motivos más o menos altruístas de piedad, sino precisamente por el deseo de eliminar de la sociedad a todos aquellos que 'no sirvieran para nada, como demuestran, entre otros, los escritos del gran filósofo Platón*[109].

No universo da mitologia grega há um interessante relato que demonstra a prática da eutanásia movida pela compaixão, protagonizado por um centauro, chamado Quíron, filho do titã Cronos e da oceânide Fílira, e apadrinhado por Apolo. Quíron se destacava por sua inteligência, bondade e conhecimento da arte médica, tendo sido um dos mentores de Esculápio (ou Asclépio), deus da Medicina. O ato de trocar a vida com intenso sofrimento pela "boa morte" caracteriza verdadeira eutanásia, por ser um ato misericordioso. Segundo o mito:

> Quíron foi atingido acidentalmente por uma flecha de Héracles, durante uma de suas escaramuças contra os outros centauros, ou especificamente na ocasião da visita do herói a Folo. A flecha, embebida no veneno da Hidra de Lerna, produzia feridas incuráveis, e o centauro sofria dores horríveis, que nem seus conhecimentos médicos eram capazes de mitigar. Desesperado, Quíron renunciou então à sua imortalidade, conseguiu morrer e escapou do terrível sofrimento. Zeus colocou-o, então, entre as constelações (Sagittarius)[110].

Foi também na Antiguidade, na Roma Antiga, que se verificou o primeiro relato da origem do *hospice*. Hoje, o termo representa uma filosofia no cuidado com os pacientes terminais e é a essência da medicina paliativa. Mas sua origem data dos romanos e representava não só o lugar

---

109 Ana Maria Marcos del Cano. *La Eutanasia: Estudio Filosófico-Jurídico*. cit. p. 26.
110 Wilson A. Ribeiro Júnior. *O centauro Quíron*. Portal Graecia Antiqua, São Carlos. Disponível em www.greciantiga.org/arquivo.asp?num=0690. Acesso em 29 de janeiro de 2014.

no qual eram tratados os pacientes que não tinham mais cura, como a relação que se estabelecia entre paciente e cuidador[111]. Segundo Leo Pessini:

> A origem dos *hospices* remonta à Fabíola, matrona romana que no século IV da era cristã abriu sua casa aos necessitados, praticando assim as 'obras de misericórdia' cristã: alimentar os famintos e sedentos, visitar os enfermos e prisioneiros, vestir os nus e acolher os estrangeiros[112].

A partir de então, a Igreja Católica, com seu papel social e humanitário, assumiu o cuidado dos pobres, dos carentes e dos doentes, fato que prosseguiu na Idade Média.

O que se verifica em comum nesses antigos costumes e práticas, tanto dos povos concebidos como primitivos como dos povos da Antiguidade Clássica, era a ausência do reconhecimento da vida humana como um valor fundamental e absoluto[113]. Na Antiguidade Clássica, a eutanásia foi compreendida como um direito-dever da comunidade de eliminar todos aqueles que não eram úteis para a sociedade. Em nenhum contexto foi concebida como um direito do indivíduo[114].

Cabe observar que Hipócrates, conhecido como o pai da medicina, em seu famoso juramento expõe o seguinte: "Usarei o tratamento para ajudar o doente de acordo com minha habilidade e com meu julgamento, mas jamais o usarei para lesá-lo ou prejudicá-lo"[115]. Essa cláusula do jura-

---

111 Leocir Pessini. *Distanásia: Até Quando Prolongar a Vida?* 2. ed. São Paulo: Centro Universitário São Camilo: Loyola, 2007. p. 204.
112 Idem. Ibidem. p. 204. Com relação à história dos *hospices*, Madame Jeanne Garnier, em 1842, inaugurou o primeiro *hospice* para os moribundos. Florence Nightingale, em 1846, fundou um local para receber doentes em fase terminal e,em homenagem às hospedarias medievais, deu o nome de *hospice*. O médico londrino Howard Barret criou seu *hospice* em 1893. Já a médica Cicely Saunders, hoje uma das precursoras da medicina paliativa, fundou o St. Crhistopher Hospice em 1967, adotando técnica inovadora ao se socorrer do uso regular de analgésicos em horários pré-estabelecidos, ao invés da adoção das injeções a pedido, método comum à época. (Leocir Pessini. *Distanásia: Até Quando Prolongar a Vida?* 2. ed. São Paulo: Centro Universitário São Camilo: Loyola, 2007. p. 204-206).
113 Lino Ciccone. *La Ética y el Término de la Vida Humana.* In: *Manual de Bioética General.* Org. Aquilino Polaino-Lorente. 4. ed. Madrid: Rialp, 2000. p. 425-426.
114 Ana Maria Marcos del Cano. *La Eutanasia: Estudio Filosófico-Jurídico.* cit. p. 27.
115 Tom L. Beauchamp e James F. Childress. *Princípios de Ética Biomédica.* 3. ed. Tradução de Luciana Pudenzi. São Paulo: Loyola. 2013. p. 209.

mento tem sido tradicionalmente compreendida como uma reprovação à eutanásia. No entanto, a tradução exata do texto não nos leva a uma afirmação incontestável da reprovação da eutanásia[116]. O que nos parece certo nesse juramento é o compromisso com o que hoje denominamos na bioética como os princípios da beneficência e da não maleficência. O pai da medicina estabeleceu, em sua prática, quatro princípios fundamentais: "jamais prejudicar o enfermo; não buscar aquilo que não é possível oferecer ao paciente, os famosos milagres; lutar contra o que está provocando a enfermidade e acreditar no poder de cura da natureza"[117].

O advento do Cristianismo redimensionou valores, ao introduzir o respeito à dignidade da pessoa humana, a fraternidade universal e a igualdade de todos os seres humanos. De acordo com tais valores, deveria haver o respeito ao ser humano, independentemente de quaisquer diferenças, seja de origem, sexo, raça ou credo, porquanto o homem passou a ser concebido como "a imagem e semelhança de Deus"[118].

O Cristianismo trouxe uma nova visão da dignidade humana, ao defender que se tratava de um atributo da pessoa humana. Para os romanos, por exemplo, a dignidade poderia ser conquistada, mas também perdida, uma vez que não era considerada um atributo do ser humano. Ademais, enquanto na Antiguidade greco-romana a individualidade do homem estava oculta, a partir do Cristianismo ela passa a ser exaltada como fundamento da dignidade inerente a todo e qualquer ser humano[119]. Diante dos mandamentos de respeito à dignidade da pessoa humana, à fraternidade

---

116 Gisele Mendes de Carvalho. *Aspectos Jurídico-Penais da Eutanásia*. cit. p. 35.

117 Ana Lucia Santana. Disponível em http://www.infoescola.com/biografias/hipocrates/. Acesso em 12 de fevereiro de 2014.

118 Carolina Alves de Souza Lima. Tese de Livre-Docência. *A Construção da Cidadania e o Direito à Educação*. São Paulo: PUC/SP, 2012. p. 55.

119 Selma Regina de Souza Aragão Conceição. *Direitos Humanos: do Mundo Antigo ao Brasil de Todos*, cit. p. 24.

universal e à igualdade de todos os homens, o Cristianismo concebeu uma nova dimensão para o ser humano[120].

Outra realidade trazida pelo Cristianismo foi o rompimento com o caráter absoluto do Estado concebido pelos gregos e romanos. Para o cristão, somente Deus é absoluto. E o poder do Estado é estabelecido pela divindade, e a obediência a essa instituição decorre da autorização divina[121].

Se, por um lado, o Cristianismo trouxe os valores da dignidade humana, da igualdade e da fraternidade, por outro, trouxe a concepção de vida como um valor absoluto e pertencente a Deus, o que representou a não legitimação de qualquer forma de supressão da vida, independentemente das circunstâncias. Tal postura dificultará a discussão e o enfrentamento da eutanásia e das tensões a ela inerentes.

Voltando ao pensamento de Diego Gracia, que divide o estudo da eutanásia em *"ritualizada"*, *"medicalizada"* e *"autonomizada"*, o segundo período inicia-se com o nascimento da medicina científica na Grécia Antiga. Segundo o autor, a partir desse momento vai-se produzir uma grande novidade. Com o período da "eutanásia medicalizada", o médico será a pessoa encarregada de cumprir tal papel e a medicina se medicalizará[122]. Entende o autor que: *"la medicina occidental há sido desde sus orígenes una ciência eutanásica"*[123].

Na Idade Média, o teólogo São Tomás de Aquino se pronunciará totalmente contrário à eutanásia na Suma Teológica. Expõe Gisele Mendes de Carvalho, ao comentar o autor, que ele:

---

120 Carolina Alves de Souza Lima. *"A Construção da Cidadania e o Direito à Educação"*. cit. p. 56. De acordo com Oswaldo Henrique Duek Marques, "a supremacia da pessoa humana, ressaltada pelo cristianismo, pode ser considerada como importante marco do Humanitarismo na história (...). Ao proclamar a autonomia da vida espiritual, o evangelho elevou os direitos da pessoa humana acima da tirania estatal". (*A Pena Capital e o Direito à Vida*. São Paulo: Juarez de Oliveira, 2000. p. 4).

121 Selma Regina de Souza Aragão Conceição. *Direitos Humanos: do Mundo Antigo ao Brasil de Todos,* cit. p. 23.

122 Diego Gracia. Historia de la Eutanasia. In: *La Eutanasia y el Arte de Morir*. Col. Dilemas eticos de la medicina actual – 4. Madrid: Universidad Pontificia Comillas, 1990. p. 18.

123 Idem. Ibidem. p. 18.

(...) rechaça a eutanásia por representar um tríplice atentado contra o amor devido a si mesmo, constituindo uma absoluta falta de caridade para consigo; contra a sociedade, enquanto símbolo do desprezo pela comunidade, e contra o direito exclusivo de Deus sobre a vida humana, constituindo uma usurpação do poder divino[124].

Essa postura estará presente na doutrina católica que condenará tanto o suicídio quanto a eutanásia. O Direito Canônico equiparou o suicídio ao homicídio[125].

Na Era Moderna, dois autores se destacaram na defesa da eutanásia, com vistas a uma morte suave e sem sofrimento. Expõe Enrico Morselli que:

Thomas Morus e Francis Bacon fizeram-se verdadeiros apóstolos da eutanásia: em seu pensamento, a agonia seria tão espantosa tormenta que justificaria o passamento, não apenas livre, como também obrigatório. Thomas Morus patrocinou na sua Utopia (Livro II, capítulo 5) o costume da eutanásia. Em seu país ideal, os magistrados e os sacerdotes seriam encarregados de apresentar aos incuráveis e sofredores as melhores maneiras de se deixar esse mundo (...) e Bacon escrevia: 'Sustento que o ofício do médico seja trazer saúde ou aliviar os sofrimentos e dores, não apenas quando conforto possa conduzir à cura, mas também quando possa servir para encontrar uma morte doce e calma... Pelo contrário, os médicos transformam numa espécie de escrúpulo e de religião o atormentar os doentes ainda quando as suas moléstias sejam sem esperança: na minha opinião, eles deveriam possuir habilidades para amenizar com suas mãos os sofrimentos e agonias da morte[126].

Não obstante o posicionamento dos referidos autores, a prática tanto da eutanásia quanto da tentativa de suicídio era considerada delito. O movimento Iluminista também se posicionou contrário a punir a tentativa de suicídio. A partir do final do século XVIII inicia-se a despenalização da tentativa de suicídio, como se verificou, por exemplo, no Código Penal Francês de 1791. No século XIX, houve o mesmo movimento em muitos países europeus, por se entender que o Direito Penal não era o instrumento

---

124 Gisele Mendes de Carvalho. *Aspectos Jurídico-Penais da Eutanásia*. cit. p. 39.
125 Idem. Ibidem. p. 39-42.
126 *Apud*, Gisele Mendes de Carvalho. *Aspectos Jurídico-Penais da Eutanásia*. cit. p. 40.

adequado para impedir o suicido. Mesmo assim, prevalecia o entendimento que o suicídio era conduta imoral e contrária aos valores religiosos[127].

Na contemporaneidade, muitos autores vão-se posicionar pela descriminalização do homicídio eutanásico. Em 1884, Enrique Ferri, sociólogo italiano, defende na obra *L'Omicidio-suicidio* a impunidade da eutanásia. Para o autor, quem mata outrem, movido por motivos altruísticos e piedosos, não deve ser considerado delinquente[128].

Em 1920, Karl Binding, penalista alemão, e Alfred Hoche, médico psiquiatra, publicam a obra *A Autorização para Exterminar as Vidas sem Valor Vital*. Defendiam que a eutanásia deveria ser adotada não apenas como um ato de compaixão ao doente terminal, mas especialmente para por termo a vidas daqueles denominados sem valor vital, como, por exemplo, os dementes e os inválidos. O argumento era que a eliminação dos menos aptos melhoraria a espécie humana. Binding defendia que tais vidas não eram consideradas bens jurídicos. Por isso, não tinham proteção jurídica[129].

Houve profunda repulsa da comunidade jurídica e médica alemã da época, uma vez que a posição dos autores era de aniquilação dos seres considerados *"sem valor vital"*, o que já demonstrava o posicionamento de uma visão eugênica[130].

As ideias desses autores influenciaram muitos psiquiatras alemães e, utilizando-se dessa falácia, os nazistas promulgaram a lei para a Prevenção das Enfermidades Hereditárias, que justificou a esterilização obrigatória e o *"programa eutanásia"* nazista, que culminou com o assassinato de mais de duzentos mil pacientes terminais e crônicos. Nas palavras de Carlos Roberto Siqueira Castro, ao comentar a obra de Binding e Hoche:

---

127 Gisele Mendes de Carvalho. *Aspectos Jurídico-Penais da Eutanásia*. cit. p. 43-44.

128 Luis Jiménez de Asúa. *Liberdade de Amar e Direito a Morrer*. Tradução de Benjamim do Couto. São Paulo: Livraria Academica de Saraiva. Largo do Ouvidor. 1928. p. 191.

129 Idem. Ibidem. p. 193 -196 e Gisele Mendes de Carvalho. *Aspectos Jurídico-Penais da Eutanásia*. cit., p. 45-46.

130 Luis Jiménez de Asúa. *Liberdade de Amar e Direito a Morrer*. cit. p. 195.

Esta obra tornou-se a referência para o odioso programa de eutanásia apresentado à Europa pelo III Reich alemão e que, basicamente, sistematizava a eliminação dos doentes incuráveis, dos deficientes físicos e mentais na Alemanha e na Áustria, bem como dos indesejáveis raciais que contrariavam os pseudo padrões da raça ariana. Estava aí o ensaio supostamente teórico para o encaminhamento do projeto 'solução final', visando o extermínio, em campos de concentração e laboratórios de experimentos humanos, de judeus e de outros povos rotulados pela propaganda Hitlerista como inimigos do regime nazista. Tal programa, que não poupava crianças, gestantes ou idosos, foi elaborado antes da guerra, mas posto em execução logo após o seu início[131].

Após a Segunda Guerra Mundial e em razão das consequências do *"programa eutanásia"* nazista, que foi na verdade um programa genocida, a discussão a respeito do *"direito de morrer"* ficou ainda mais difícil e complexa.

No entanto, os estudos na área da bioética trouxeram novas perspectivas para a discussão do direito à morte digna. Em 1950, no Primeiro Congresso Internacional de Gerontologia, o professor Jacques Roskam, da Universidade de Liège, trouxe pela primeira vez o conceito daquilo que se conhece hoje por ortotanásia, entendendo que existiria um meio termo entre encurtar a vida humana pela eutanásia e prolongá-la pela obstinação terapêutica[132]. Esse conceito então inovador passou a ser defendido por inúmeras instituições e associações, por representar o respeito à morte digna. A Medicina, inclusive, prefere usar a terminologia *cuidados paliativos* e não ortotanásia, uma vez que esta última carrega o peso das desmedidas da prática da eutanásia ao longo dos tempos.

Voltando ao pensamento de Diego Gracia, o terceiro período do estudo da eutanásia, o da *"autonomizada"*, tem início com base nas ques-

---

131 Carlos Roberto Siqueira Castro. *"A Constituição e o direito ao corpo humano"*. In: *Nos limites da vida: aborto, clonagem humana e eutanásia sob a perspectiva dos direitos humanos*. Rio de Janeiro: Lúmen Juris, 2007. p. 286-287.

132 Jacques Roskam apresentou um trabalho sobre o tema, denominado *"Purely vegetative survival in cerebrosclerosis; euthanasia, dysthanasia, orthothanasia"*, publicado na Revue Médicale de Liège, de outubro de 1950. p. 709-713.

tões levantadas pela bioética e pelos direitos humanos, ante o direito à autonomia dos pacientes[133].

O papa Pio XII, em 24 de novembro de 1957, no discurso *"sobre três cuestiones de moral médica relacionadas con la reanimación"*, surpreendeu ao defender que o homem não seria obrigado a submeter-se a um extraordinário sofrimento para preservar sua própria vida. Defendeu a ideia de que:

> *La razón natural y la moral cristiana dicen que el hombre (y cualquiera que está encargado de cuidar de su semejante) tiene el derecho y el deber, en caso de enfermedad grave, de tomar las medidas necesarias para conservar la vida y la salud. (...) Pero obliga habitualmente sólo al empleo de los medios ordinarios (según las circunstancias de personas, de lugares, de épocas, de cultura), es decir, a medios que no impongan ninguna carga extraordinaria para sí mismo o para otro. Una obligación más severa sería demasiado pesada para la mayor parte de los hombres y haría más difícil la adquisición de bienes superiores más importantes.*

No mesmo sentido é a Declaração Sobre a Eutanásia da Sagrada Congregação para a Doutrina da Fé, aprovada pelo papa João Paulo II, em 5 de maio de 1980:

> É sempre lícito contentar-se com os meios normais que a medicina pode proporcionar. Não se pode, portanto, impor a ninguém a obrigação de recorrer a uma técnica que, embora já em uso, ainda não está isenta de perigos ou é demasiado onerosa. Recusá-la não equivale a um suicídio; significa, antes, aceitação da condição humana, preocupação de evitar pôr em ação um dispositivo médico desproporcionado com os resultados que se podem esperar, enfim, vontade de não impor obrigações demasiado pesadas à família ou à coletividade. Na iminência de uma morte inevitável, apesar dos meios usados, é lícito em consciência tomar a decisão de renunciar a tratamentos que dariam somente um prolongamento precário e penoso da vida, sem contudo interromper os cuidados normais devidos ao doente em casos semelhantes. Por isso, o médico não tem motivos para se angustiar, como se não tivesse prestado assistência a uma pessoa em perigo.

---

133 Diego Gracia. Historia de la Eutanasia. In: *La Eutanasia y el Arte de Morir*. cit. p. 27-32.

Dessa maneira, não se deve estranhar que o papa João Paulo II tenha pedido para que seu médico Renato Buzzonetti o deixasse partir, porque havia chegado sua hora[134]. Ao contrário do que à época algumas personalidades defenderam, não se tratava de uma conduta eutanásica, mas sim da prática da ortotanásia, conduta que é lícita e eticamente recomendada, como se demonstra no presente trabalho.

Nesse sentido, a Declaração da Associação Médica Mundial sobre a Eutanásia, adotada pela 39ª Assembleia Mundial realizada em Madri, Espanha, em outubro de 1987, também se manifestou contrariamente à eutanásia, por ser *"el acto deliberado de poner fin a la vida de un paciente, aunque sea por voluntad propia o a petición de sus familiares, es contraria a la ética"*, mas favoravelmente à ortotanásia, posto que deve o *"médico respetar el deseo del paciente de dejar que el proceso natural de la muerte siga su curso en la fase terminal de su enfermedad"*.

Na sequência, trataremos da eutanásia no Direito Comparado da atualidade. Quanto à ortotanásia, o presente trabalho defende sua licitude, uma vez que ela representa os cuidados paliativos. Observa-se, inclusive, não haver grandes divergências entre os médicos a respeito da conduta ética da ortotanásia. Os médicos evitam usar o termo ortotanásia, seja porque se confunde com o termo eutanásia, seja porque o paciente e seus familiares podem achar que o médico está fazendo algum mal ao paciente.

2.4. DIREITO COMPARADO

Na grande maioria dos países, a eutanásia tem sido considerada, com certas nuanças, crime contra a vida. É o que expõe Roberto Baptista Dias da Silva, ao analisar a legislação de muitos países a respeito da eutanásia. Segundo o autor, há alguns países que estabelecem atenuantes para o crime de homicídio, em razão do consentimento do paciente ou

---

134 Stanislaw Dziwisz et al. *Deixem-me partir: o poder da fraqueza de João Paulo II.* Trad. Armando Marques da Silva. Lisboa: Paulus, 2007.

da motivação humanitária do ato, assim como permitem alguns supostos da eutanásia passiva ou da eutanásia ativa indireta. Esses são os sistemas adotados, por exemplo, na Alemanha, na Itália, na Áustria, na Colômbia, na Grécia, na Noruega, na Dinamarca e em Portugal[135].

Expõe o referido autor que alguns países permitem a eutanásia ativa direta ou indireta, como a Holanda, a Bélgica e Luxemburgo. Há países, por seu turno, que não estabelecem legislação específica sobre a eutanásia; no entanto, em alguns deles, tanto a jurisprudência como a doutrina se posicionam de forma flexível, caso, por exemplo, de Reino Unido, França, Canadá, Japão, Chile e México. Há ainda a realidade dos Estados Unidos, na qual cada Estado da Federação tem legislação própria e construiu jurisprudência sobre o tema[136].

A seguir, vamos especificar algumas legislações a título de ilustração. Como acima mencionado, apenas três países legalizaram a eutanásia ativa: Holanda e Bélgica em 2002, e Luxemburgo em março de 2009. Esses países estabelecem requisitos expressos e específicos em suas respectivas legislações para a prática legal da eutanásia pelos médicos[137].

Em 1 de abril de 2002, a Holanda legalizou a eutanásia com a promulgação da *Lei sobre a Cessação da Vida a Pedido* e o Suicídio Assistido. Segundo o artigo 20, "a", 2, do Código Penal holandês, a eutanásia praticada pelo médico não será considerada delito se forem atendidos os requisitos de cuidados adequados estabelecidos pelo artigo 2º da referida lei. Segundo a lei, o médico deve ter convicção de que o pedido do paciente foi voluntário e bem avaliado e de que seu sofrimento era intolerável e sem perspectiva de alívio. O médico tem também o dever de informar ao paciente a respeito de sua situação clínica[138].

---

135   Roberto Baptista Dias da Silva. *Uma Visão Constitucional da Eutanásia*. Tese de Doutorado. São Paulo: PUC/SP, 2007. p. 141-164.

136   Idem. Ibidem. p. 141-164.

137   Marcelo Figueiredo. O Respeito à Dignidade Humana e a Eutanásia. Breves Notas. In: *Tratado Luso-Brasileiro da Dignidade Humana*. 2. ed. Jorge Miranda e Marco Antonio Marques da Silva (coordenação). São Paulo: Quartier Latin, 2009. p. 435-436.

138   Esta lei está disponível no anexo B do livro de Leocir Pessini. *Eutanásia: Por que Abreviar a Vida?* São Paulo: Centro Universitário São Camilo. Loyola, 2004. p. 319-329.

A decisão quanto à aplicação da eutanásia deve ser conjunta entre médico e paciente, após ter-se concluído que não havia outra solução alternativa razoável à situação. O médico deve consultar pelo menos outro médico, independente, que examinará o paciente e dará seu parecer por escrito. Por fim, o médico deve cercar-se dos cuidados adequados para abreviar a vida ou dar assistência ao suicídio. Observados todos esses requisitos, de acordo com o artigo 20, "a", 2, do Código Penal holandês, a eutanásia praticada pelo médico não será considerada crime, devendo ainda o médico notificar o patologista municipal sobre esse ato[139].

O médico holandês Johannes J. M. Van Delden, professor de Ética Médica na Medical School of Ultrecht University, esclarece os critérios utilizados pelo médico na decisão de se propiciar a eutanásia:

> Para não ser acusado de homicídio, basicamente deve certificar-se de que a solicitação partiu de uma decisão voluntária, feita por um paciente informado; foi bem considerada, por uma pessoa capaz de compreender claramente sua condição e que conhece outras possibilidades; o desejo de morrer deve ter alguma duração; perante um sofrimento insuportável e sem possibilidade de alívio, tanto de ordem física, quanto mental. Se atendidas as regras, o médico precisa consultar outro colega que, de maneira independente, concorde com a aprovação da solicitação. Só aí, eventualmente, a eutanásia poderá ser feita de uma forma apropriada, ou seja, por meio de um ato médico profissional e cuidadoso[140].

O médico holandês apresenta-se, inclusive, preocupado com a autorização da eutanásia no caso de pacientes incapacitados de expressar seus desejos, sendo aliás um defensor de que a eutanásia não deveria ser praticada em casos pré-requisitados, embora a lei holandesa assim o permita. Expõe o autor que:

> Há várias indagações, sem resposta. Como julgar se a pessoa demente a ser submetida à eutanásia passa por um sofrimento 'intolerável'? Isso significa estar ex-

---

139 Leocir Pessini. *Eutanásia: Por que Abreviar a Vida?* São Paulo: Centro Universitário São Camilo. Loyola, 2004. p. 319-329.
140 Gabriel Oselka (coord.). *Entrevistas exclusivas com grandes nomes da bioética (estrangeiros)*. São Paulo: Conselho Regional de Medicina do Estado de São Paulo, 2009. p. 107.

perimentando um sofrimento cognitivo progressivo? Como um médico que não participou do processo de decisão do paciente terá a certeza de que era realmente o que a pessoa queria, ao deixar instruções por escrito? Não estaria o paciente temporariamente deprimido, ou, até, agindo sob pressão? E se a pessoa parece não estar sofrendo tanto agora? Devo me basear no passado e no momento atual? Podemos ter fortes crenças sobre isso, mas é muito difícil obter certezas...[141].

Desde a legalização da eutanásia, em 2002, até 2011, apenas instituições públicas realizavam o procedimento na Holanda. Nesse período, foram contabilizados 3.695 pedidos[142]. Entretanto, com a participação de instituições privadas, o número de pacientes que efetivamente se submeteu ao procedimento foi de 6.091, em 2016, e 87% das mortes assistidas são de pacientes com câncer, doenças do coração, problemas pulmonares e de circulação e do sistema nervoso, como a esclerose lateral amiotrófica (ELA)[143].

Em 2012, foi inaugurada a Levenseindekliniek[144], primeira instituição privada holandesa dedicada à eutanásia. Em um ano de existência, a clínica contava com uma fila de espera de 200 pacientes. O dado relevante é que, ao contrário dos hospitais públicos, entre 70% e 80% dos doentes apresentavam sintomas de demência. Logo no ano seguinte à abertura de suas portas, portanto, em 2013, foram realizadas 133 eutanásias, embora o procedimento tenha sido requerido por 749 pessoas, o que significa uma considerável média de 62 solicitações ao mês. Ao todo, desde a fundação dessa instituição privada em 2012 até janeiro de 2014, 1.352 pessoas preencheram o formulário de inscrição. A idade média foi de 77 anos, e o

---

141 Gabriel Oselka (coord.). *Entrevistas exclusivas com grandes nomes da bioética (estrangeiros)*. São Paulo: Conselho Regional de Medicina do Estado de São Paulo, 2009. p. 107-108.

142 Disponível em http://www.cmjornal.pt/mundo/detalhe/holanda-clinica-de-eutanasia-tem-lista-de-espera. Acesso em 23 de setembro de 2017.

143 Disponível em http://www.dutchnews.nl/news/archives/2017/04/number-of-official--cases-of-euthanasia-rise-10-in-the-netherlands/. Acesso em 23 de setembro de 2017.

144 Em tradução livre para o português, seria "Clínica para Morrer".

paciente mais jovem que recebeu a eutanásia tinha 38 anos, enquanto o mais velho contava com 99 anos[145].

Por 86 votos a favor, 51 contra e 10 abstenções, o Parlamento aprovou a eutanásia na Bélgica e, em consequência, em 28 de maio de 2002, foi promulgada a respectiva lei, tornando-se o segundo país no mundo a autorizar o procedimento. A eutanásia restou definida, de acordo com o artigo 2° da lei, como *"o ato, realizado por terceiros, que faz cessar intencionalmente a vida de uma pessoa a pedido desta"*[146].

Para a licitude do procedimento, há necessidade de observância de uma série de requisitos, destacando-se a indispensabilidade de realização por um médico, além da necessidade de o paciente ser adulto ou menor emancipado com plena capacidade e consciência na época do seu pedido. Além disso, o pedido deve ser realizado voluntariamente e feito por paciente que se encontre em condição médica irremediável e com queixa de sofrimento físico e mental, constante e insuportável, que não possa ser minorado. A lei determina ainda que a situação do paciente resulte de condição acidental ou patológica grave e incurável[147].

Cabe ao médico informar o paciente a respeito do seu estado de saúde e da sua expectativa de vida e discutir com ele o pedido de eutanásia, as medidas terapêuticas que ainda possam ser consideradas, assim como a disponibilidade e as consequências dos cuidados paliativos. Médico e paciente devem ter chegado à convicção de que não há outra solução razoável para a situação do paciente. O pedido do paciente há de ser inteiramente voluntário. O médico deve também ter necessariamente consultado uma segunda opinião médica[148].

---

145 Disponível em http://www.levenseindekliniek.nl/in-2013-133-keer-euthanasie-bij-levenseindekliniek/. Acesso em 31 de janeiro de 2014.
146 Leo Pessini. *Eutanásia: Por que Abreviar a Vida?* São Paulo: Centro Universitário São Camilo. Edições Loyola, 2004. p. 331-341. Nesta parte da referida obra encontra-se a íntegra da lei belga sobre eutanásia.
147 Leo Pessini. *Eutanásia: Por que Abreviar a Vida?* São Paulo: Centro Universitário São Camilo. Edições Loyola, 2004. p. 331-341.
148 Idem. Ibidem. p. 331-341.

Os dados estatísticos denotam o crescimento exponencial das realizações de eutanásia na Bélgica desde sua legalização em 2002, conforme se observa no relatório intitulado *Septième rapport aux Chambres législatives, années 2014-2015*, elaborado pelo órgão oficial Commission Fédérale de Contrôle et d'Évaluation de l'Euthanasie. Nele são identificados, dentre outros elementos, o número de pacientes submetidos ao procedimento e as razões pelas quais este foi solicitado. Logo no ano seguinte à aprovação da eutanásia, foram registrados 259 casos. Em 2008, o número anual de procedimentos estava em 704. Em 2011 foram 1.133 eutanásias realizadas, número que subiu 25% no ano seguinte, chegando a 1.432. Na primeira década, o número de pacientes que se submeteram ao procedimento alcançou 8.752 casos, e em 2013 foram 1.807[149]. No ano seguinte, outro aumento superior a 25%, chegando a 1.807 casos. Em 2014, o aumento foi de 6,69% (1.928 casos) e em 2015, de 4,89% (2.022 casos). O gráfico publicado no *Septième rapport aux Chambres législatives, années 2014-2015*, evidencia bem o crescimento citado[150].

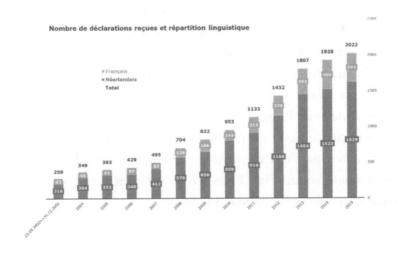

---

149 Disponível em http://www.foxnews.com/health/2016/09/16/euthanasia-rising-in-belgium-including-more-who-are-not-terminally-ill.html. Acesso em 23 de setembro de 2017.
150 Septième rapport aux Chambres législatives, années 2014-2015. Bruxelas: Commission fédérale de Contrôle et d'Évaluation de l'Euthanasie. Agosto de 2016. Disponível em http://organesdeconcertation.sante.belgique.be/sites/default/files/documents/7_rapport-euthanasie_2014-2015-fr.pdf. Acesso em 23 de setembro de 2017.

Interessante a reflexão realizada pelo professor Etienne Montero, decano e catedrático da Faculdade de Direito da Universidade de Namur, na Bélgica, também presidente do Instituto Europeu de Bioética. Ele lamenta o crescimento da eutanásia na Bélgica e acaba por tecer críticas à forma como, no decorrer do tempo, vem sendo empregada a eutanásia. A exceção passou a ser a regra, com o emprego do procedimento em casos questionáveis, já que, ao invés de restringir ao máximo sua realização, a Comissão de Controle tem estendido a eutanásia a casos de patologias múltiplas[151].

Em 13 de dezembro de 2013, o Senado belga aprovou, por 50 votos a favor e 17 contra, um polêmico projeto de lei que estende a possibilidade de realização da eutanásia em crianças em estado terminal e com intenso sofrimento, permitindo-se a morte assistida, desde que não exista a disposição de tratamento capaz de curá-las[152]. Em consequência, em fevereiro de 2014, o Parlamento belga aprovou por 86 votos a favor e 44 contra, além de 12 abstenções, a lei que retira a restrição de idade à prática da eutanásia[153]. Dois anos mais tarde, uma criança se submeteu ao procedimento, todavia seus dados e os detalhes do caso não foram divulgados[154].

---

151 Segundo o professor: "Cada año um poco más y se habla más de 'derecho' que de 'excepción', que es como se denominaba al principio. La gente em los hospitales tienen la impresión de tener um derecho, algo que no era así en principio, cuando se discutió. Entre las condiciones se fijaba que hubiera um sufrimiento insoportable, imposible de aliviar pero ya la Comisión de Control dice que el sufrimiento es 'un concepto subjetivo, que no se puede controlar y que se deja a la percepción del paciente'. El texto también establecía que la patologia fuera grave e incurable pero em muchos casos no había ninguna patología grave ni incurable por lo que han introducido el concepto de 'patologías múltiples'. La comisión de control apruba eutanasias de personas de edad avanzada sin patologías graves. Hay poço control y se está banalizando a la eutanasia". (Disponível em http://www.cope.es/detalle/Diez-anos-de-eutanasia-legal-en-Belgica.html. Acesso em 23 de setembro de 2017).
152 Disponível em http://www.bbc.co.uk/portuguese/noticias/2013/12/131211_eutanasia_crianca_belgica_mm.shtml. Acesso em 23 de setembro de 2017.
153 Disponível em http://www.bbc.com/news/world-europe-26181615. Acesso em 23 de setembro de 2017.
154 Disponível em https://www.theguardian.com/society/2016/sep/17/terminally-ill-child-first-helped-to-die-belgium. Acesso em 23 de setembro de 2017.

Em Luxemburgo, a eutanásia e o suicídio assistidos são práticas lícitas desde 17 de março de 2009. Para se submeter ao procedimento eutanásico, o doente deve ser avaliado pela Comissão Nacional de Controle e Avaliação[155], composta de nove membros, sendo três médicos, três juristas, um profissional da saúde e dois representantes de organizações sociais ligadas à defesa dos direitos dos pacientes. A cada dois anos essa Comissão tem a obrigação de elaborar um relatório sobre os casos de eutanásia que foram a ela submetidos. Nos dois primeiros anos de vigência da lei, apenas cinco pessoas foram submetidas à eutanásia, todas acometidas de cancro, tendo os respectivos procedimentos sido realizados no domicílio do paciente ou no hospital[156].

Na Suíça, a eutanásia é proibida; entretanto, o suicídio assistido é considerado conduta lícita desde 11 de dezembro de 2001. Segundo o artigo 115, do Código Criminal Federal suíço, somente se pune o induzimento ou auxílio ao suicídio, com pena de até cinco anos de prisão, se for praticado por motivos egoísticos, como, por exemplo, por questões financeiras. Portanto, pode-se compreender que o auxílio ou induzimento ao suicídio eutanásico, por ser praticado por compaixão, é considerado conduta lícita. Trata-se de interpretação do texto da lei penal suíça, tendo

---

155 Commission Nationale de Contrôle et d'Evaluation. Este órgão tem competência para: "*The role of the Commission for Control and Assessment is to guarantee the proper application of the Law of 16 March 2009 on euthanasia and assisted suicide. The Commission deals with the systematic registration of end-of-life provisions. On request, it informs the doctor taking charge of a patient at the end of life whether end- of-life provisions have been registered and if so it gives him access to them so that he can check whether the end-of-life provisions are properly registered and what is their exact content. The Commission establishes the registration form to be completed by the doctor each time he performs euthanasia, in order for it to examine and to verify that the euthanasia has been performed in accordance with the conditions and procedure provided by the Law. It is obliged, at least once every five years from the date of registration of the end-of-life provisions, to request confirmation of the declarant's wishes*". (Disponível em http://www.sante.public.lu/publications/sante-fil-vie/fin-vie/euthanasie-assistance-suicide-25-questions-reponses/euthanasie-assistance-suicide-25-questions-reponses-en.pdf. Acesso em 31 de janeiro de 2014).

156 Disponível em https://www.wort.lu/en/luxembourg/two-year-period-slight-rise-in-euthanasia-cases-for-luxembourg-592c15f5a5e74263e13c0b52. Acesso em 23 de setembro de 2017.

em vista que não há previsão expressa de autorização ao suicídio assistido, entendendo-se que implicitamente este foi legalizado.

A organização Dignitas, associação fundada em 17 de maio de 1998, em Forch, Suíça, de acordo com as leis locais[157], ganhou notoriedade no Brasil após a repercussão na mídia de que haveria cidadãos brasileiros na fila de espera para realização do suicídio assistido[158].

Segundo dados estatísticos publicados pela Dignitas, desde sua fundação, essa organização ajudou 2.328 pessoas a se suicidarem, sendo uma delas de nacionalidade brasileira (evento ocorrido em 2010)[159]. Em 2016, a Dignitas contava com 7.764 membros, de 96 países, sendo 16 brasileiros[160]. Uma brasileira associada à Dignitas, ouvida em reportagem da *Revista Época* sob o título *Eles querem decidir como morrer*[161], disse que teria pago quatrocentos reais em 2008 para se associar e, quando da realização do suicídio assistido, outros quinze mil reais deveriam ser pagos para custear as despesas com o procedimento[162].

De acordo com a Dignitas, para que uma pessoa possa realizar o suicídio assistido nessa associação, é necessário ser um membro, estar em plena capacidade e possuir mobilidade para autoadministrar a droga, sen-

---

157 *"The organisation, which pursues no commercial interests whatsoever, has in accordance with its constitution the objective of ensuring a life and a death with dignity for its members and of allowing other people to benefit from these values".* Disponível em http://www.dignitas.ch/index.php?option=com_content&view=article&id=4&Itemid=44 &lang=en. Acesso em 23 de setembro de 2017.

158 Conforme matéria do jornal Folha de São Paulo, edição de 26 de fevereiro de 2010, sob o título *Brasileiros se inscrevem em clínica suíça de suicídio assistido*, disponível em http://www1.folha.uol.com.br/folha/mundo/ult94u699339.shtml. Acesso em 23 de setembro de 2017.

159 Disponível em http://dignitas.ch/images/stories/pdf/statistik-ftb-jahr-wohnsitz-1998 -2016.pdf. Acesso em 23 de setembro de 2017.

160 Disponível em http://dignitas.ch/images/stories/pdf/statistik-mitglieder-wohnsitzstaat-31122016.pdf. Acesso em 23 de setembro de 2017.

161 Disponível em http://revistaepoca.globo.com/vida/noticia/2012/06/eles-querem--decidir-como-morrer.html. Acesso em 23 de setembro de 2017.

162 Segundo a reportagem: "Ela espera ser examinada e, uma vez aprovada, recebe um copo com um barbitúrico misturado a 100 mililitros de água. A bebida, de gosto amargo, descerá em poucos goles. Cinco minutos depois, virá o sono. Em meia hora, promete a clínica, a senhora satisfeita com a vida estará morta". (Disponível em http:// revistaepoca.globo.com/vida/noticia/2012/06/eles-querem-decidir-como-morrer.html. Acesso em 23 de setembro de 2017).

do pré-requisitos indispensáveis: ser portador de uma doença que irá levar à morte (doença terminal) e/ou de deficiência incapacitante insuportável e/ou de dor insuportável e incontrolável. Finalmente, para obtenção da droga que levará à morte, a cooperação de um médico suíço é absolutamente necessária[163].

Outra entidade suíça é a EXIT ADMD Suisse Romande, associação suíça que ajuda pacientes terminais a se suicidarem. Essa associação, fundada em 1982, contava em 2008 com mais de 70 mil membros. Não há cobrança para a realização do ato, apenas deve ser paga a quantia de vinte euros por ano para a associação. O auxílio ao suicídio consiste no fornecimento de uma solução com 10 gramas de pentabarbital de sódio misturada com suco, para que o próprio paciente o ingira. Caso contrário, tratar-se-ia de eutanásia, que é vedada na Suíça[164].

Segundo a EXIT ADMD, as condições para obter o auxílio ao suicídio são: ser um membro da EXIT ADMD por algum tempo; ser domiciliado no oeste da Suíça; possuir plena capacidade de discernimento; realizar um pedido sério, escrito à mão, acompanhado de um registro médico completo; ser portador de doença incurável, com prognóstico de morte ou incapacidade significativa e/ou ter sofrimento físico insuportável[165].

Os Estados Unidos apresentam casos emblemáticos a respeito da discussão da eutanásia. Em 1976, a Suprema Corte do Estado de Nova Jersey julgou o caso *"In Re Quinlan"* e reconheceu o direito constitucional de recusar tratamento médico em casos de estado vegetativo crônico permanente. No caso, uma jovem teve parada cardíaca e entrou em coma, em razão de uma *overdose* por substâncias entorpecentes. Em razão dessa realidade, estava sendo mantida por respiração artificial. O pai da paciente obteve autorização judicial para interromper o tratamento, com base no

---

163 Disponível em http://www.dignitas.ch/index.php?option=com_content&view=article&id=22&Itemid=5&lang=en. Acesso em 23 de setembro de 2017.

164 Disponível em http://www.swissinfo.ch/por/arquivo/Mitos_e_realidades_sobre_o_suicidio_assistido_na_Suica.html?cid=893224. Acesso em 23 de setembro de 2017.

165 Disponível em http://www.exit-geneve.ch/conditions.htm. Acesso em 23 de setembro de 2017.

direito constitucional à autodeterminação e à privacidade. Um ano após essa decisão, a Suprema Corte de Massachusetts decidiu no mesmo sentido ao analisar o caso "*Superintendent of Belchertown State School v. Saikewicz*". Autorizou um senhor de 67 anos, retardado mental e que sofria de leucemia, a interromper o tratamento quimioterápico que lhe causava intenso sofrimento[166].

A partir desses casos, começou a se formar jurisprudência a respeito do direito constitucional de se recusar tratamento médico nos Estados Unidos. Também em 1976 e em razão do primeiro rumoroso caso, o Estado da Califórnia aprovou a lei intitulada *Natural Death Act* para autorizar o *Living will*, conhecido no Brasil como testamento vital. Como se verá no tópico que cuida do tema, trata-se de documento que possibilita ao signatário, antecipadamente, estabelecer as diretrizes acerca dos procedimentos médicos aos quais não quer ser submetido, bem como isenta de responsabilidade civil e criminal os profissionais de saúde que o respeitarem[167].

O testamento vital, até o início da década de 1990, já era reconhecido por 42 Estados norte-americanos. Em 1991, o *Patient Self-Determination Act* determinou em todo o país que os estabelecimentos de saúde com financiamento federal informassem os pacientes sobre os cuidados de saúde, o direito de consentir ou de recusar tratamento, assim como sobre o direito de realizar diretivas antecipadas de vontade a respeito do final da vida[168].

Em 1994, o Estado do Oregon, nos Estados Unidos, legalizou o suicídio assistido. A lei *Death With Dignity Act* obriga a autoridade de saúde pública estadual a publicar relatório anual[169] sobre as práticas de suicídio assistido. O gráfico publicado no relatório de 22 de janeiro de 2014, que compreende o período de 1998 a 2013, informa o número exato de pa-

---

166 Carlos Roberto Siqueira Castro. *A Constituição e o Direito ao Corpo Humano*. In: *Nos Limites da Vida: Aborto, Clonagem Humana e Eutanásia sob a Perspectiva dos Direitos Humanos*. cit. p. 291-292.

167 Roberto Baptista Dias da Silva. *Uma Visão Constitucional da Eutanásia*. cit. p. 158.

168 Idem. Ibidem. p. 159.

169 Oregon Public Health Division.

cientes beneficiados com as prescrições de medicamentos letais, de acordo com a *DWDA Prescription Recipientes*, bem como a quantidade daqueles que vieram a falecer após sua ingestão (*DWDA deaths*)[170].

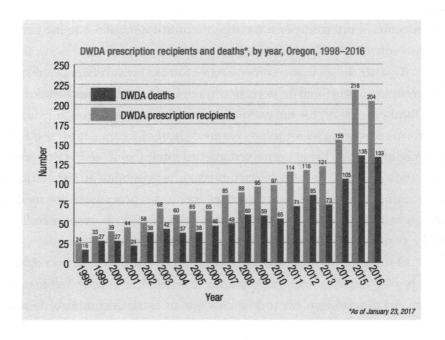

Com a análise do relatório, constata-se que, desde a legalização do suicídio assistido no Estado de Oregon, 1.749 pacientes tiveram prescrita a medicação legal, dos quais 1.127 faleceram após sua ingestão. Comparativamente, em 2015 foram prescritas 218 medicações, mais do que o triplo do que em 2006, denotando seu crescimento constante, à exceção de 2016, que teve ligeira queda (muito embora esse número possa ser atualizado no próximo relatório). O número de

---

170 Oregon Death with Dignity Act - Data summary 2016. Oregon: Public Health Division, Center for Health Statistics, 10 de fevereiro de 2017. Disponível em http://www.oregon.gov/oha/PH/PROVIDERPARTNERRESOURCES/EVALUATIONRESEARCH/DEATHWITHDIGNITYACT/Documents/year19.pdf. Acesso em 23 de setembro de 2017.

mortes também tem crescido em praticamente todos os anos (16 em 1998; 42 em 2003; 60 em 2008; 71 em 2013; 133 em 2016)[171].

O Estado de Washington, seguindo a esteira de Oregon, também publica relatório anual dos casos submetidos a *Death With Dignity Act*. Em 2016, a medicação letal foi prescrita para 248 pacientes. Destes, 240 vieram a falecer, e 192 faleceram após a ingestão da medicação fornecida, 36 faleceram sem ingerir a medicação e em 12 casos não foi possível confirmar a ingestão[172]. Desde a entrada em vigor da lei, 1.188 pacientes receberam a prescrição da medicação letal, dos quais, sabe--se, 1.166 vieram a óbito, não necessariamente após sua ingestão[173].

Considerando-se a legalização da eutanásia e do suicídio assistido em determinadas circunstâncias, a Associação Médica Mundial, na 44ª Assembleia Médica Mundial em 1992, posicionou-se contrariamente à eutanásia e ao suicídio assistido, por entender que *"cuando el médico ayuda intencional y deliberadamente a la persona a poner fin a su vida, entonces el médico actúa contra la ética"*[174]. Entretanto, a Associação Médica Mundial entende que a ortotanásia é a conduta correta, porque *"el derecho de rechazar tratamiento médico es un derecho básico del paciente y el médico actúa éticamente, incluso si al respetar ese deseo el paciente muere"*[175].

No Brasil, o Conselho Federal de Medicina editou a Resolução n. 1.805, de 28 de novembro de 2006, objetivando regulamentar a

---

171 O relatório está disponível em http://www.oregon.gov/oha/PH/PROVIDERPART-NERRESOURCES/EVALUATIONRESEARCH/DEATHWITHDIGNITYACT/Documents/year19.pdf. Acesso em 23 de setembro de 2017.

172 Para o saldo de oito pacientes que receberam a medicação legal, não há registro de óbito. O relatório anual está disponível em https://www.doh.wa.gov/Portals/1/Documents/Pubs/422-109-DeathWithDignityAct2016.PDF. Acesso em 23 de setembro de 2017.

173 Washington State Department of Health 2016. *Death with Dignity Act Report*. Washington: Washington State Department of Health, setembro de 2017. Disponível em https://www.doh.wa.gov/Portals/1/Documents/Pubs/422-109-DeathWithDignityAct2016.PDF. Acesso em 23 de setembro de 2017.

174 Redação revisada na 170ª Seção do Conselho, em Divonne-les-Bains, França, em maio de 2005.

175 Disponível em https://www.wma.net/es/policies-post/declaracion-de-la-amm-sobre-el-suicidio-con-ayuda-medica/. Acesso em 23 de setembro de 2017.

ortotanásia, no âmbito da ética médica. Inicialmente, essa Resolução foi suspensa por liminar judicial; entretanto, a ação foi julgada improcedente, entendendo o magistrado – como até então defendido por inúmeros doutrinadores e também em face do entendimento do próprio Ministério Público Federal, cujas alegações finais serviram de fundamento para a sentença – que "a Resolução CFM n. 1.805/2006, que regulamenta a possibilidade de o médico limitar ou suspender procedimentos e tratamentos que prolonguem a vida do doente na fase terminal de enfermidades graves e incuráveis, realmente não ofende o ordenamento jurídico posto"[176].

O novo Código de Ética Médica brasileiro[177] embora tenha vedado eticamente ao médico abreviar a vida de seu paciente, segundo dispõe o parágrafo único do artigo 41, determina a adoção de todos os cuidados paliativos disponíveis, desautorizando o emprego da distanásia[178].

2.5. ASPECTOS JURÍDICO-PENAIS

A Constituição Federal não estabeleceu expressamente o tratamento jurídico da eutanásia, até porque não é seu papel, a princípio, estabelecer as condutas consideradas criminosas. O que fez a Constituição foi proteger a vida humana e a sua dignidade. A legislação penal, por seu turno, não apresenta previsão específica para a eutanásia, como se verifica da leitura do Código Penal.

No entanto, a exposição de motivos da Parte Especial do Código Penal, ao cuidar do homicídio com diminuição de pena, também conhecido como homicídio privilegiado, expõe como exemplo o homicídio praticado por motivo de relevante valor moral – o homicídio eutanásico

---

176 O Ministério Público Federal propôs a Ação Civil Pública n. 2007.34.00.014809-3, que tramitou perante a 14ª Vara Federal da Justiça Federal do Distrito Federal.
177 O Código de Ética Médica entrou em vigor em 13 de abril de 2010.
178 "Parágrafo único. Nos casos de doença incurável e terminal, deve o médico oferecer todos os cuidados paliativos disponíveis sem empreender ações diagnósticas ou terapêuticas inúteis ou obstinadas, levando sempre em consideração a vontade expressa do paciente ou, na sua impossibilidade, a de seu representante legal". (grifo nosso).

–, ou seja, aquele movido pela compaixão ante o irremediável sofrimento da vítima[179].

Na seara jurídica, parte dos doutrinadores compreende a eutanásia – ativa e passiva – como conduta criminosa. No entanto, a questão está muito longe de ser resolvida. Diante do direito à morte digna, no nosso entender garantido constitucionalmente, outras situações não abarcadas pela ortotanásia, e que podem configurar eutanásia ativa ou passiva, podem representar o direito à morte digna. Observa-se, inclusive, que reconhecer o direito de recusar determinados tipos de tratamento, o que é aceito em muitos países, pode representar uma conduta eutanásica. Nesse sentido, em muitos casos clínicos, o limiar entre respeitar o direito à recusa de tratamento e adotar a conduta eutanásica pode ser muito sutil. Ademais, a sociedade e o Estado brasileiro ainda não enfrentaram realmente essas questões. Muitas são situações dramáticas, sem respaldo legal e que paulatinamente vão chegando ao Poder Judiciário para que este as enfrente. O que nos parece certo e claro, todavia, é que, em toda e qualquer circunstância, o médico tem sempre o dever de cuidar do paciente e ampará-lo.

Quanto à ortotanásia, segundo Luciano de Freitas Santoro, o médico não tem o dever legal de agir. Diz o autor que, apesar de o médico ter o dever de assistir o paciente, não terá o poder de salvá-lo, razão pela qual carecerá da capacidade de agir exigida nos crimes omissivos impróprios. Não há qualquer finalidade em submeter o paciente a um prolongamento da vida diante da iminência e inevitabilidade da morte, fundamentalmente porque o meio utilizado não se mostra adequado, porquanto impõe tratamento desumano e degradante e, consequentemente, contrário à dignidade do paciente[180].

---

179 Prescreve o artigo 121 do Código Penal Brasileiro: Homicídio Simples: "Matar alguém: pena – reclusão, de 6 (seis) a 20 (vinte) anos". Caso de diminuição de pena §1º: "Se o agente comete o crime impelido por motivo de relevante valor social ou moral, ou sob o domínio de violenta emoção, logo em seguida a injusta provocação da vítima, o juiz pode reduzir a pena de um sexto a um terço".
180 Luciano de Freitas Santoro. *Morte Digna: O Direito do Paciente Terminal.* cit. p. 152-162.

Cumpre observar que, na ortotanásia, a morte é iminente e inevitável. Ocorreria ainda que o paciente não estivesse acompanhado de um médico. Mas estando este presente e havendo medidas ao seu alcance que possam dar ao paciente mais quantidade de vida, é claro que a morte não ocorreria naquele momento, mas sim em oportunidade futura.

Na ortotanásia, o médico tem a possibilidade física de agir e os meios disponíveis para adotar a conduta que prolongará a vida do seu paciente. Entretanto, carecerá o médico da capacidade de motivação, já que a dignidade da pessoa humana impede transformar esse doente em mero objeto, submetendo-o a um tratamento fútil para lhe dar mais quantidade de vida, razão pela qual esse meio não poderá ser entendido como adequado para prolongar sua vida.

Jesus María Silva Sánchez ressalta que *"la acción indicada ha de ser ex ante capaz de salvación"*[181], não havendo qualquer justificativa de prosseguir com medidas heroicas ante uma vida que está irremediavelmente comprometida. Assim, não há na ortotanásia o crime omissivo impróprio, porque, de acordo com o referido autor, *"ni siquiera puede hablarse de omisión cuando la única conducta posible no sería capaz de conseguir la salvaguarda del bien jurídico"*[182].

Claus Roxin esclarece que o dever de agir do médico encontra seu limite na dignidade da pessoa humana[183], sendo sua obrigação conceder ao paciente morte digna.

Desse modo, é clara a licitude da ortotanásia, posto que embora o médico deva assistir o seu paciente, não tem efetivamente o poder de salvá-lo. Nota-se que é necessária a indispensável capacidade de agir (requisito dos crimes omissivos impróprios), não havendo qualquer finalida-

---

181 *La responsabilidad penal del médico por omisón*. In: *Avances de la medicina y derecho penal*. Org. Santiago Mir Puig. Barcelona: Promociones y Publicaciones Universitarias, 1988. p. 146.

182 Idem. ibidem. p. 147.

183 Claus Roxin. Tratamiento jurídico-penal de la eutanasia. In: *Eutanasia y suicídio: cuestiones dogmáticas y de política criminal*. cit. p. 17.

de em simplesmente prolongar a sua vida quando a morte for iminente e inevitável, especialmente porque o meio utilizado não se mostra adequado por atentar contra a dignidade desse paciente, por meio de tratamento desumano e degradante.

E repita-se: não é que o médico simplesmente deixará de tratar o seu paciente! Ao contrário, encerrará o tratamento que lhe imponha dor e iniciará outro, objetivando prestar-lhe os cuidados paliativos, para que tenha respeitada sua dignidade nos últimos momentos de vida.

Contudo, para que efetivamente haja uma situação ortotanásica e, bem assim, esteja ausente o dever de agir do médico, é indispensável a presença de alguns requisitos: a) a vida do paciente deve estar em perigo, sendo a morte iminente e inevitável, isto é, *"el 'grave daño' en el cuerpo y en la salud del paciente ya existe, y su muerte no será efecto de la no prestación de un tratamiento fútil o del empleo de la DNR,[184] sino la inevitable consecuencia del devenir natural y ordinario de los acontecimientos"*[185]; b) existência do consentimento do paciente ou de seus familiares, na supressão ou interrupção do tratamento e na sua conversão em cuidados paliativos, propiciando um completo estado de bem-estar, e, finalmente; c) atuação do médico e demais profissionais da saúde sempre visando ao bem do paciente, razão pela qual não poderá deixar de ampará-lo, prestando-lhe os cuidados paliativos[186].

Quanto à eutanásia ativa direta e a passiva, grande parte da doutrina penal brasileira entende tratar-se de homicídio com diminuição de pena. Cezar Roberto Bitencourt defende que o autor da eutanásia deverá ter sua pena diminuída por estar impelido por relevante valor moral em face

---

184 Termo em inglês que quer dizer "*Do-Not-Resuscitate Order*", para o autor argentino, "*decisión de no reanimación*".

185 Luis Guillermo Blanco. *Muerte Digna: Consideraciones Bioéticas-Jurídicas*. Buenos Aires: Ad-hoc, 1997. p. 81.

186 Luciano de Freitas Santoro. *Morte digna: o direito do paciente terminal*, cit. p. 162.

de sua compaixão ou piedade ante o irremediável sofrimento da vítima[187]. Nelson Hungria, membro da Comissão Revisora do Anteprojeto do Código Penal (de 1940, que se encontra em vigor), ressalta que "o legislador brasileiro não se deixou convencer pelos argumentos que defendem, no tocante ao homicídio piedoso, a radical impunibilidade ou a faculdade de perdão judicial"[188].

Segundo esse posicionamento doutrinário, a prática da eutanásia ativa direta ou passiva encontra-se amparada na causa especial de diminuição de pena, prevista no artigo 121, §1°, do Código Penal, posto que o autor da ação ou omissão estaria dando causa à eliminação da vida do paciente impelido por motivo de compaixão, para acabar com suas dores e sofrimentos.

Como consequência, na esfera penal, a eutanásia ativa direta e a eutanásia passiva são condutas criminosas, já que sem a ação ou omissão do autor do fato a vida não seria eliminada. Aperfeiçoado está o tipo penal *"matar alguém"*. Como ensinava Basileu Garcia, *"causa é a energia criadora do resultado"*[189] e, no caso, será esse comportamento positivo ou negativo que, objetivando colocar fim ao intenso sofrimento do paciente, o levará à morte.

Verifica-se que no crime de homicídio, tipificado no artigo 121 do Código Penal, o elemento objetivo do tipo é a conduta de *matar alguém*, apenada com reclusão, de seis a vinte anos. Portanto, o comportamento incriminado é eliminar a vida de pessoa humana.

---

187 Cezar Roberto Bitencourt. *Tratado de direito penal.* 8. ed. São Paulo: Saraiva, 2008, vol. 2. p. 48. No mesmo sentido, exemplificativamente: Álvaro Mayrink da Costa. *Direito penal.* 6. ed. Rio de Janeiro: Forense, vol. 4, 2008. p. 122; Luiz Regis Prado. *Curso de direito penal brasileiro.* 6. ed. São Paulo: Revista dos Tribunais, 2007, vol. 2. p. 64; Rogério Greco. *Curso de direito penal.* 7. ed. Niterói: Impetus, 2010, vol. 2. p. 146; e Julio Fabbrini Mirabete e Renato N. Fabbrini. *Manual de direito penal.* 27. ed. São Paulo: Atlas, 2010, vol. II. p. 33.
188 Nelson Hungria. *Comentários ao Código Penal.* 4. ed. Rio de Janeiro: Forense, 1958, vol. V. p. 127.
189 Basileu Garcia. *Instituições de direito penal,* vol. 1, tomo 1, São Paulo: Max Limonad, 1954. p. 219.

Trata-se de crime comissivo, razão pela qual exige para sua consecução uma ação executada pelo agente. Excepcionalmente, poderá ser praticado mediante um comportamento omissivo, desde que presente o dever legal de agir dos crimes omissivos impróprios, também conhecidos como comissivos por omissão, previstos na legislação penal pátria, no artigo 13, §2°, do Código Penal.

O dever de agir por parte do autor da omissão estará presente quando do ele se encontrar na posição de *garante de outra pessoa*", quer dizer, deverá o garantidor atuar para evitar que o garantido sofra uma lesão, desde que essa ação seja possível naquela situação ("*devia e podia agir*"). Ausente a ação do garantidor, este responderá pela omissão, como se tivesse praticado a conduta comissiva, ou seja, pela ação.

De acordo com o artigo 13, §2°, do Código Penal, o dever de garantidor incumbe a quem tenha por lei obrigação de cuidado, proteção ou vigilância (inciso I), ou de outra forma assumiu a responsabilidade de impedir o resultado (inciso II) ou, com seu comportamento anterior, criou o risco da ocorrência do resultado (inciso III). Evidentemente, o médico estará na posição de garantidor em face de sua responsabilidade contratual, decorrente da relação médico-paciente.

Essa discussão faz-se importante porque as condutas para colocar termo à vida de um paciente gravemente enfermo ou com uma doença incurável, cujas dores e sofrimentos sejam intensos, podem ser positivas ou negativas. Assim, na eutanásia ativa, seja ela direta ou indireta, há uma ação, enquanto na eutanásia passiva o comportamento é omissivo.

Porém, independentemente disso, a doutrina brasileira entende que o médico sempre responderá como se tivesse atuado de forma positiva, ainda que seu comportamento seja negativo, em face de sua posição de garantidor do bem jurídico vida humana. Tal não ocorre com as demais pessoas que possam por algum motivo estar envolvidas, como familiares, amigos e demais profissionais, cuja conduta omissiva somente será relevante se, na hipótese em concreto, tiverem por algum motivo se colocado na posição de garante de outra pessoa.

Situação diversa é a da eutanásia ativa indireta, cuja consequência jurídica merece outra resposta de nossa legislação penal, razão pela qual sua prática não merece qualquer reprovação. Como já mencionado, na eutanásia ativa indireta a utilização de fármacos necessários para aliviar o sofrimento do paciente acaba por catalisar a sua morte. Porém, não se pode exigir do médico outra atitude, já que, em face do princípio bioético da beneficência, deve-se fazer o bem ao seu paciente. É desumano e degradante permitir que alguém seja submetido a intenso sofrimento, quando existem meios que lhe possibilitam ter o mínimo de dignidade[190].

Resta claro assim que, com relação à eutanásia ativa indireta, a ação do médico não é culpável, posto que amparada pela excludente da inexigibilidade de conduta diversa. A realização da eutanásia ativa indireta é a única conduta, naquelas circunstâncias, capaz de preservar o respeito à dignidade da pessoa humana.

Não há que se falar que a eutanásia ativa indireta mereceria a mesma resposta penal da eutanásia ativa direta e da passiva, pois, nelas, é possível minorar o sofrimento do doente com analgésicos, sem que necessariamente ocorra a antecipação da morte do paciente, exigindo-se ainda que a direção final dos trabalhos seja a promoção da saúde do paciente que, como visto, não é apenas a ausência de doença, mas sim o completo bem-estar físico, psíquico, social e espiritual.

Ademais, na eutanásia ativa indireta, o ato principal é o alívio da dor insuportável (positivo), enquanto o efeito secundário será a morte do paciente (negativo). Na eutanásia ativa direta e na eutanásia passiva é o oposto, já que o efeito principal é negativo, enquanto o secundário é positivo, uma vez que o paciente será morto para que seu sofrimento seja aliviado.

Quanto à distanásia, entendemos que se trata de conduta ilícita, em razão de a Constituição Federal vedar em seu artigo 5º inciso III qualquer forma de tratamento desumano e degradante. A tutela da vida digna pressupõe a sua garantia em todos os momentos da existência humana, inclusive no processo

---

190 Luciano de Freitas Santoro. *Morte Digna: O Direito do Paciente Terminal.* cit. p. 119.

de morte. Trata-se de conduta que não deve ser praticada pelos médicos, sob pena de infligir tratamento desumano e degradante ao paciente.

Resta verificar o enquadramento legal da participação no suicídio eutanásico. Inicialmente, para que se possa falar em suicídio assistido, é indispensável a participação de um terceiro, mínima que seja, sob pena de se estar diante de simples homicídio por motivos eutanásicos. No suicídio assistido, o paciente é apenas assistido em sua hora final, executando ele mesmo a conduta que o levará à morte.

Toda pessoa que induzir, instigar ou auxiliar outra a praticar o suicídio responderá pelo crime previsto no artigo 122 do Código Penal, cujo preceito secundário prevê pena de dois a seis anos se o suicídio se consumar, ou de um a três anos se resultar em lesão corporal de natureza grave.

No suicídio assistido, a participação do terceiro, em regra, está ligada ao auxílio prestado pelo terceiro, para que a vítima consiga se matar, fornecendo os meios materiais (fornecimento de objetos) ou morais (ministrando instruções de como levar a cabo sua intenção). É possível, excepcionalmente, que a conduta se enquadre na indução (criar na mente da vítima o desejo de se matar) ou na instigação (reforçar a ideia preexistente de suicídio).

Para que se possa diferenciar corretamente o crime de homicídio eutanásico do crime de suicídio assistido, é importante verificar quem praticou a conduta pertencente à execução desse crime. Embora a motivação para a prática dos crimes seja a mesma (compaixão ao próximo), tratar-se-á do crime tipificado no artigo 122 do Código Penal se o ato que der causa à morte for praticado pela própria vítima; porém, tratar-se-á de delito do artigo 121 do Código Penal, sempre que terceiro praticar a conduta causadora executiva da morte.

Cumpre finalmente esclarecer que, diversamente do homicídio, para o crime de suicídio assistido, o legislador não previu qualquer causa especial de diminuição de pena, ainda que praticado o comportamento proibido como um ato de indulgência ou de amor ao próximo ou, nas palavras da lei, por motivo de relevante valor social ou moral. Incidirá na hipótese apenas a atenuante genérica do artigo 65, inciso III, alínea "a", do

Código Penal, que não é capaz de reduzir a pena abaixo do mínimo legal, conforme dispõe a Súmula n. 231, do Superior Tribunal de Justiça.

A legislação penal brasileira continua defasada quanto ao tratamento jurídico-penal tanto da eutanásia como da ortotanásia. Como já exposto no item 1.5, que cuida do direito à vida na Constituição Federal de 1988, os anteprojetos de alteração do Código Penal de 1999 e de 2012 buscaram regulamentar o tema. No entanto, ainda não houve nenhuma mudança efetiva do Código Penal brasileiro no sentido de estabelecer o tratamento jurídico-penal à eutanásia e à ortotanásia.

2.6. DECLARAÇÃO PRÉVIA DE VONTADE PARA O FIM DA VIDA: TESTAMENTO VITAL

Enfrentar a finitude da vida não é tarefa fácil para o ser humano. Decidir sobre os caminhos da vida quando esta se apresenta no seu final, e enfrentar a morte, é sempre, ou pelo menos na maioria das vezes, um processo muito difícil para quem o enfrenta, assim como para os entes queridos e também para os profissionais que lidam com a saúde. Nas palavras de Roberto Baptista Dias da Silva:

> Para decidir sobre a própria vida, a própria saúde e, em última análise, sobre a própria morte, o paciente deve ser ampla e objetivamente informado sobre os diagnósticos atingidos, os tratamentos recomendados, os riscos envolvidos e os prognósticos esperados. Faz parte da noção de cidadania e dignidade o direito de o paciente ser informado sobre essas questões. Trata-se de um requisito imprescindível para o exercício, com responsabilidade, do direito constitucional à autonomia. Só devidamente informado é que o paciente poderá, livremente, prestar seu consentimento ou manifestar sua recusa em relação aos procedimentos médicos sugeridos, tendo em vista sua própria dignidade[191].

Os avanços da medicina e da tecnologia a ela aliada vêm proporcionando, por um lado, a cura de inúmeras doenças, a melhor qualidade

---

191 Roberto Baptista Dias da Silva. *Pacientes têm Direito de Escolher Melhor Tratamento.* Disponível em http://www.conjur.com.br/2009-abr-20/paciente-direito-informacao--decidir-melhor-tratamento. Acesso em 7 de agosto de 2017.

de vida e a maior longevidade do ser humano. Por outro, e como tema de discussão desta obra, surgem inúmeras indagações sobre os limites da interferência da medicina na vida das pessoas em situação terminal e em estado vegetativo persistente. Quais são efetivamente os direitos das pessoas nessas situações? Tais indagações são levantadas no âmbito jurídico, assim como na ética médica e na bioética. E é exatamente no âmbito dessa discussão que cabe a temática da declaração prévia de vontade para o fim da vida, também conhecida como testamento vital.

A declaração prévia de vontade para o fim da vida configura um documento no qual uma pessoa capaz manifesta seus desejos sobre os tratamentos que almeja ou não receber quando estiver em estado terminal, em estado vegetativo persistente ou com doença crônica incurável, e não possa, em razão dessa realidade, manifestar livre e conscientemente sua vontade[192].

Os Estados Unidos foram o primeiro país a regulamentar referido instituto. Em 1967, a Sociedade Americana para a Eutanásia propôs um documento de cuidados antecipados no qual o paciente poderia registrar seus desejos quanto à interrupção de intervenções médicas mantenedoras da vida. Em 1991, foi criada, no âmbito federal, a lei denominada *Patient Self-Determination Act*. Segundo ela, as diretivas antecipadas são o gênero do qual são espécies o *living will* (declaração prévia de vontade para o fim da vida ou testamento vital) e o *durable power of attorney for health care* (mandato duradouro)[193].

Ambos os documentos são declarações prévias de vontade e, por isso, a denominação 'diretivas antecipadas'. Poderão ser utilizados em situações nas quais o paciente não possa livre e conscientemente se expressar sobre as intervenções médicas que deseja ou não receber. Enquanto a declaração prévia de vontade para o fim da vida refere-se exclusivamente às situações de fim da vida, o mandato duradouro tem alcance mais amplo e engloba

---

192 Luciana Dadalto. *Testamento Vital.* 2. ed. Rio de Janeiro: Lumen Juris, 2013. p. 89.
193 Idem. Ibidem. p. 96 e 100.

também situações transitórias de incapacidade para se manifestar livre e conscientemente sobre seus desejos quanto à intervenção médica[194].

O mandato duradouro, segundo Luciana Dadalto:

> (...) é um documento no qual o paciente nomeia um ou mais 'procuradores' que deverão ser consultados pelos médicos, em caso de incapacidade do paciente – definitiva ou não, quando estes tiverem que tomar alguma decisão sobre recusa de tratamento. O procurador de saúde decidirá tendo como base a vontade do paciente[195].

Segundo a autora, tanto o mandato duradouro quanto a declaração prévia de vontade para o fim da vida podem ser produzidos individualmente ou em conjunto, ou seja, eles podem coexistir[196].

O Brasil ainda não regulamentou os referidos institutos no campo jurídico, o que dificulta a tutela do direito à morte digna, assim como revela um enorme atraso da sua legislação no enfrentamento da questão. No campo da ética, o Conselho Federal de Medicina editou a Resolução n. 1.995/2012, que dispõe sobre o tema. Referida resolução considera a necessidade de regulamentar as diretivas antecipadas de vontade do paciente no contexto da ética médica, em face da relevância da autonomia do paciente no contexto da relação médico-paciente. A seguir, abordaremos as Resoluções n. 1.805/2006 e n. 1.995/2012 do Conselho Federal de Medicina, que estabelecem as condutas éticas a serem seguidas pelos médicos para que os cuidados paliativos sejam efetivamente garantidos e proporcionem morte digna ao paciente.

2.6.1. Resoluções n. 1.805/2006 e n. 1.995/2012 do Conselho Federal de Medicina

Em 28 de novembro de 2006, o Conselho Federal de Medicina publicou a Resolução n. 1.805 para dispor a respeito da ortotanásia. Para

---

194 Luciana Dadalto. *Testamento Vital*. 2. ed. Rio de Janeiro: Lumen Juris, 2013. p. 83.
195 Idem. Ibidem. p. 85.
196 Idem. Ibidem. p. 83.

o Conselho, trata-se de conduta ética e que, por isso, deve ser praticada pelos médicos. Preceitua o artigo 1º que:

> É permitido ao médico limitar ou suspender procedimentos e tratamentos que prolonguem a vida do doente em fase terminal, de enfermidade grave e incurável, respeitada a vontade da pessoa ou de seu representante legal.

Devem, no entanto, ser mantidos os cuidados paliativos. É o que estabelece o artigo 2º, segundo o qual:

> O doente continuará a receber todos os cuidados necessários para aliviar os sintomas que levam ao sofrimento, assegurada a assistência integral, o conforto físico, psíquico, social e espiritual, inclusive assegurando-lhe o direito da alta hospitalar.

O Conselho Federal de Medicina, ao se posicionar na exposição de motivos sobre a resolução em foco, afirma que:

> (...) torna-se importante que a sociedade tome conhecimento de que certas decisões terapêuticas poderão apenas prolongar o sofrimento do ser humano até o momento de sua morte, sendo imprescindível que médicos, enfermos e familiares, que possuem diferentes interpretações e percepções morais de uma mesma situação, venham a debater sobre a terminalidade humana e sobre o processo do morrer. Torna-se vital que o médico reconheça a importância da necessidade da mudança do enfoque terapêutico diante de um enfermo portador de doença em fase terminal, para o qual a Organização Mundial da Saúde preconiza que sejam adotados os cuidados paliativos, ou seja, uma abordagem voltada para a qualidade de vida tanto dos pacientes quanto de seus familiares frente a problemas associados a doenças que põem em risco a vida. A atuação busca a prevenção e o alívio do sofrimento, através do reconhecimento precoce, de uma avaliação precisa e criteriosa e do tratamento da dor e de outros sintomas, sejam de natureza física, psicossocial ou espiritual[197].

A Resolução n. 1.805/2006 foi objeto de discussão judicial por meio da ação civil pública proposta perante a 14ª Vara Federal do Distrito Federal no ano de 2008. O magistrado julgou improcedente a ação e reconheceu a licitude da ortotanásia, apresentando os seguintes fundamentos:

---

197 Luciana Dadalto. *Testamento Vital*. 2. ed. Rio de Janeiro: Lumen Juris, 2013. p. 137.

1) o CFM tem competência para editar a Resolução n. 1805/2006, que não versa sobre direito penal e, sim, sobre ética médica e consequências disciplinares; 2) a ortotanásia não constitui crime de homicídio, interpretado o Código Penal à luz da Constituição Federal; 3) a edição da Resolução n. 1805/2006 não determinou modificação significativa no dia a dia dos médicos que lidam com pacientes terminais, não gerando, portanto, os efeitos danosos propugnados pela inicial; 4) a Resolução n. 1805/2006 deve, ao contrário, incentivar os médicos a descrever exatamente os procedimentos que adotam e os que deixam de adotar, em relação a pacientes terminais, permitindo maior transparência e possibilitando maior controle da atividade médica; 5) os pedidos formulados pelo Ministério Público Federal não devem ser acolhidos, porque não se revelarão úteis as providências pretendidas, em face da argumentação desenvolvida[198].

Em 2009, o Conselho Federal de Medicina aprovou o novo Código de Ética Médica. Ao cuidar dos princípios fundamentais, estabeleceu a ortotanásia como conduta ética, o que já estava regulamentado na Resolução n. 1.805/2006. Em 2012, o Conselho Federal de Medicina editou a Resolução n. 1.995/2012, que cuida das diretivas antecipadas de vontade. As duas resoluções se complementam, o que significa que as diretivas antecipadas de vontade previstas na Resolução n. 1.995/2012 visam a regulamentar a ortotanásia, conduta ética e lícita, assim como a garantir ao paciente o direito de não se submeter a determinados tipos de tratamento que possam violar sua autonomia e dignidade.

A Resolução n. 1.995/2012 define em seu artigo 1° as diretivas antecipadas de vontade como:

> (...) o conjunto de desejos, prévia e expressamente manifestados pelo paciente, sobre cuidados e tratamentos que quer, ou não, receber no momento em que estiver incapacitado de expressar, livre e autonomamente, sua vontade.

Na sequência, expõe o artigo 2° que:

> Nas decisões sobre cuidados e tratamentos de pacientes que se encontram incapazes de comunicar-se, ou de expressar de maneira livre e independente suas vontades, o médico levará em consideração suas diretivas antecipadas de vontade.

---

198 Disponível em http://s.conjur.com.br/dl/sentenca-resolucao-cfm-180596.pdf. Acesso em 7 de agosto de 2017.

Na sequência, preceitua o parágrafo primeiro que:

> Caso o paciente tenha designado um representante para tal fim, suas informações serão levadas em consideração pelo médico.

Ainda de acordo com a resolução em foco, as diretivas antecipadas de vontade do paciente ou do seu representante somente serão consideradas pelo médico se respeitarem o Código de Ética Médica (§2º do artigo 2º). Também segundo a resolução, sendo a diretiva antecipada de vontade considerada ética, ela prevalecerá sobre qualquer outro parecer não médico, inclusive sobre os desejos dos familiares. Determina, ainda, que o médico registre no prontuário as diretivas antecipadas de vontade que lhes foram diretamente comunicadas pelo paciente. Por fim, preceitua que:

> Não sendo conhecidas as diretivas antecipadas de vontade do paciente, nem havendo representante designado, familiares disponíveis ou falta de consenso entre estes, o médico recorrerá ao Comitê de Bioética da instituição, caso exista, ou, na falta deste, à Comissão de Ética Médica do hospital ou ao Conselho Regional e Federal de Medicina para fundamentar sua decisão sobre conflitos éticos, quando entender esta medida necessária e conveniente (§5 do artigo 2º).

Se, por um lado, a resolução traz avanços ao regulamentar no âmbito da ética médica o testamento vital, por outro, há necessidade urgente da regulamentação da matéria no âmbito jurídico, para que as normas sejam precisas, claras e tragam segurança jurídica para a relação médico/paciente.

Não obstante não existir ainda legislação nacional sobre o tema, entendemos que se trata de procedimento válido e com base na licitude da ortotanásia e no direito de o paciente recusar determinados tipos de tratamento que desrespeitam sua liberdade de escolha e possam infligir profundo sofrimento e dor.

Verifica-se haver uma relação direta entre o testamento vital e o direito de escolha do paciente quanto a determinados tipos de tratamento. Nesse contexto, compreendemos que as Resoluções n. 1.805/2006 e n. 1.995/2012, do Conselho Federal de Medicina, devem ser interpretadas conjuntamente. Cabe lembrar também que a eticidade da ortotanásia encontra-se no artigo 41 do Código de Ética Médica, além de ter sido reconhecida judicialmente como conduta lícita na Ação Civil Pública da Justiça Federal do Distrito Federal de número 2007.34.00.014.809-3.

A declaração prévia de vontade para o fim da vida deve, no nosso entender, ser regulamentada por legislação própria e específica no Brasil, como o fizeram vários países, dentre eles, Portugal, Espanha, Argentina, Uruguai, Estados Unidos, Holanda, Hungria, Finlândia, Alemanha, Inglaterra e Áustria[199]. Há inclusive, no âmbito europeu, a *Convenção para a Proteção dos Direitos do Homem e da Dignidade do Ser Humano face às Aplicações da Biologia e da Medicina*, que entrou em vigor em 1999. Seu artigo 9° preceitua que: "A vontade anteriormente manifestada no tocante a uma intervenção médica por um paciente que, no momento da intervenção, não se encontre em condições de expressar a sua vontade, será tomada em conta".

Interessante a proposta de Luciana Dadalto, estudiosa do tema "declaração prévia de vontade para o fim da vida", a respeito das premissas fundamentais para a criação no Brasil de legislação sobre o tema. Segundo a autora, para ser válida, a declaração prévia de vontade para o fim da vida deve estar estruturada nas seguintes premissas: 1. Deverá ser feita por uma pessoa com discernimento; 2. O documento deverá ser registrado no Cartório de Notas, responsável por encaminhar a declaração ao "Registro Nacional de Declarações de Vontade dos Pacientes Terminais" – registro este que deverá ser criado pelo Ministério da Saúde; 3. A declaração deverá estar contida no prontuário médico do paciente, e cabe àquele realizar a inclusão; 4. A declaração vincula médicos, profissionais de saúde e parentes do declarante; 5. As disposições acerca da interrupção dos cuidados paliativos não serão válidas; 6. Somente serão válidas as disposições a respeito da interrupção de tratamentos fúteis; 7. A declaração pode ser revogada a qualquer tempo e não tem prazo de validade; 8. O médico tem

---

199 Disponível em http://www.testamentovital.com.br/legislacao.php. Acesso em 7 de agosto de 2017. A respeito do tema, consultar a obra de Luciana Dadalto. Testamento Vital. cit. p. 95-131.

direito à objeção de consciência médica; 9. Disposições acerca de doação de órgãos não deverão constar do documento; 10. É facultado ao declarante nomear um representante que expresse sua vontade quando não puder fazê-lo; 11. A declaração é instrumento garantidor da ortotanásia. Não é instrumento para a prática da eutanásia[200].

O que se verifica nessa realidade é um descompasso entre a omissão da legislação nacional sobre a temática e as previsões da ética médica. Nesse sentido, a legislação infraconstitucional ainda é omissa quanto ao tratamento jurídico seja da eutanásia ou da ortotanásia, e quanto à recusa a determinados tipos de tratamento, que para alguns poderia ser compreendida como eutanásia. Já a ética médica tem posicionamento claro sobre a eutanásia, a ortotanásia e o direito do paciente de recusar determinados tipos de tratamento.

Como o Direito brasileiro ainda não regulamentou expressamente esses institutos, não há qualquer distinção jurídica entre o ato de não tratar um enfermo terminal em razão da sua própria vontade, mas oferecer-lhe os cuidados paliativos, e o ato de intencionalmente abreviar-lhe a vida, mesmo que seja com seu pedido. Tal postura do Direito Penal não só pode como vem gerando graves consequências, porquanto, ao não distinguir clara e precisamente a eutanásia da ortotanásia, reforça a adoção da distanásia. Luís Roberto Barroso e Letícia de Campos Velho Martel explicam:

> Com isso, endossa um modelo médico paternalista, que se funda na autoridade do profissional da medicina sobre o paciente e descaracteriza a condição de sujeito do enfermo. Ainda que os médicos não mais estejam vinculados eticamente a esse modelo superado de relação, o espectro da sanção pode levá-los a adotá-lo. Não apenas manterão ou iniciarão um tratamento indesejado, gerador de muita agonia e padecimento, como, por vezes, adotarão algum não recomendado pela boa técnica, por sua desproporcionalidade. A arte de curar e de evitar o sofrimento se transmuda, então, no ofício mais rude de prolongar a vida a qualquer custo e sob quaisquer condições. Não é apenas a autonomia do paciente que é agredida. A liberdade de consciência do profissional da saúde pode também estar em xeque[201].

---

200 Luciana Dadalto. *Testamento Vital*. cit. p. 164.
201 *Dignidade e Autonomia Individual no Final da Vida*. Disponível em http://www.conjur.com.br/2012-jul-11/morte-ela-dignidade-autonomia-individual-final-vida#_ftn6. Acesso em 7 de agosto de 2017.

2.6.2. BREVES COMENTÁRIOS SOBRE A LEI PAULISTA N. 10.241/99

Se, por um lado, ainda verificamos o ordenamento jurídico penal em descompasso com a ética médica e a bioética, por outro, não podemos deixar de comentar a Lei Paulista n. 10.241/1999, que dispõe sobre os direitos dos usuários dos serviços e das ações de saúde no Estado de São Paulo.

Referida lei especifica vários direitos dos pacientes em seu artigo 2º. Dentre eles, destacamos o direito de ter atendimento digno, atencioso e respeitoso; de receber informações claras, objetivas e compreensíveis sobre sua condição, como, por exemplo, as hipóteses diagnósticas, os diagnósticos realizados, os exames solicitados, as ações terapêuticas, os riscos, os benefícios e os inconvenientes das medidas diagnósticas e terapêuticas propostas e, ainda, a duração prevista do tratamento proposto.

O referido artigo 2º preceitua no inciso VII o direito do paciente de consentir ou de recusar, de forma livre, voluntária e esclarecida, e com adequada informação, os procedimentos diagnósticos ou terapêuticos a serem nele realizados. O inciso XXIII, por seu turno, garante a recusa a tratamentos dolorosos ou extraordinários que visem a prolongar a vida do paciente.

Já o inciso XIV prescreve dentre os direitos assegurados ao paciente durante as consultas, as internações, os procedimentos diagnósticos e os terapêuticos: o respeito a sua integridade física, a sua privacidade, a sua individualidade, o respeito aos seus valores éticos e culturais, dentre outros. Por fim, o inciso XXIV garante o direito do paciente de optar pelo local de morte.

Observa-se que a lei paulista está em sintonia com os princípios da ética médica e da bioética, os quais serão analisados na próxima seção. A lei em análise estabelece expressa e claramente como direito do paciente o respeito a sua autonomia, pautada no respeito a sua singularidade como pessoa humana, com determinados valores e crenças sobre sua existência.

A garantia à autonomia do paciente representa respeitar sua escolha dos tratamentos aos quais quer se submeter, assim como sua recusa, especialmente quando estes foram dolorosos ou extraordinários e visem a prolongar sua vida.

SEÇÃO 3
ASPECTOS ÉTICOS: EUTANÁSIA, ORTOTANÁSIA E DISTANÁSIA À LUZ DOS FUNDAMENTOS E DOS PRINCÍPIOS DA BIOÉTICA

3.1. BIOÉTICA E SEU NASCIMENTO

Bioética é termo derivado da fusão de vocábulos de origem grega. *Bio* significa "vida" e *ethos* significa "ética". Por isso, o termo significa "ética da vida". Há divergências a respeito do período do nascimento da bioética, assim como quem seriam seus fundadores e idealizadores. Sabemos, no entanto, que o conhecimento se constrói ao longo do tempo e conta com a colaboração de muitos estudiosos, pesquisadores e cientistas.

Não obstante o termo bioética ter surgido na década de 1970, foi a partir do final da Segunda Grande Guerra e diante de suas consequências que se iniciaram as discussões e reflexões que levariam à criação da bioética. A guerra deixou muitas sequelas tanto no campo da desumanidade, quanto da destruição do meio ambiente. Deixou como herança nefasta a explosão de duas bombas atômicas nas cidades japonesas de Hiroshima e Nagasaki, o que gerou milhões de mortos, mutilados e feridos, além da destruição plena das referidas cidades e região, com contaminação e destruição do meio ambiente ao redor. Foi uma experiência desumana e degradante que deixou profundas sequelas físicas, psíquicas, espirituais e ambientais.

Outra sequela dolorosa e desumana da Segunda Guerra foi o "programa eutanásia" realizado pelo governo nazista, baseado na ideologia da superioridade racial dos arianos. O programa foi executado entre os anos de 1939 e 1941 e tinha como objetivo implementar a "limpeza étnica" com fins eugênicos. Foi executado por médicos do regime nazista por meio de experiências desumanas e degradantes, com o objetivo de esterilizar e eliminar por meio da eutanásia todas as pessoas consideradas pelo regime "sem valor vital". Estes eram, dentre outros, os deficientes físicos e mentais, os doentes incuráveis, os terminais, as crianças com deficiência, os idosos, os criminosos, os homossexuais, os negros e os judeus.

Ao final da guerra, os médicos foram responsabilizados perante o Tribunal de Nuremberg. Nesse contexto foi elaborado o Código de Nuremberg, que veio pioneiramente a estabelecer um conjunto de preceitos éticos direcionadores das pesquisas com seres humanos, diante da tragédia do programa eutanásia, assim como do genocídio perpetrado pelos nazistas ao longo da Segunda Guerra, nos campos de concentração. Segundo Thamires Pandolfi Cappello:

> Como padrões éticos que visam resguardar a dignidade da pessoa humana, o Código de Nuremberg trouxe a necessidade de impedir sofrimentos, danos desnecessários, possibilidade de morte ou invalidez permanente, além de exigir a proporcionalidade entre o risco aceitável e o problema que o pesquisador, pessoa cientificamente qualificada, pretende resolver. Embora os preceitos éticos concedidos pelo Código tenham buscado garantir o respeito à dignidade da pessoa humana na condução de experimentos científicos, os efeitos esperados não foram prontamente alcançados[202].

Em 1964, a Associação Médica Mundial, em sua 18ª Assembleia, realizada em Helsinque, na Finlândia, lançou a primeira versão da Declaração de Helsinque sobre "Os princípios éticos para a pesquisa médica envolvendo seres humanos". De acordo com a introdução da declaração, baseada na Declaração de Genebra da própria Associação Médica Mundial, deve haver o comprometimento do médico primeiramente com a saúde do paciente. A referida Declaração passou por sete revisões, sendo a última em 2013, na realização da 64ª Assembleia Geral da Associação Médica Mundial, na cidade de Fortaleza, no Brasil[203].

A bioética, não obstante não se confundir com a deontologia médica, veio de certo modo caminhando ao seu lado. Esta, segundo Maria Helena Diniz, é o: "conjunto de normas do Código de Ética Médica relativas aos deveres do médico"[204]. A bioética, por seu turno, abarca um

---

202 *Pesquisa Clínica de Medicamentos no Brasil: A Disposição Sobre o Próprio Corpo como um Direito Fundamental*. Dissertação de mestrado. São Paulo: PUC/SP, 2016. p. 34.
203 Thamires Pandolfi Cappello. *Pesquisa Clínica de Medicamentos no Brasil: A Disposição Sobre o Próprio Corpo como um Direito Fundamental*. Dissertação de mestrado. São Paulo: PUC/SP, 2016. p. 39.
204 *Dicionário Jurídico*. São Paulo: Saraiva, 1998, v. 2. p. 59.

ramo muito mais amplo que a ética médica. Trata-se de ciência interdisciplinar, porquanto aborda, de várias óticas, as questões relacionadas com a evolução das ciências que interferem na vida. Na atualidade, a bioética visa regulamentar as relações entre as ciências que cuidam da vida e as implicações éticas decorrentes dessa realidade, com o intuito de proteger o ser humano, estabelecendo parâmetros para o gozo de uma vida digna e com qualidade[205].

A doutrina apresenta três períodos fundamentais de desenvolvimento da bioética. O primeiro, chamado de educacional ou proto-bioética, foi formado entre 1960 e 1972, com a prevalência da linguagem dos valores humanos no exercício da medicina. Isso porque se verificava a crescente desumanização da medicina, dado o aumento da intervenção da tecnologia nas ciências médicas. Nesse contexto, a religião e a teologia tiveram papel de destaque. Por meio da atuação e do empenho de ministros religiosos, educadores e humanistas, iniciava-se um importante trabalho nas escolas médicas e de enfermagem, com o intuito de formar profissionais comprometidos com os valores humanos no exercício da medicina[206].

O segundo período, conhecido como "ético" ou bioética filosófica, ocorreu entre 1972 e 1985. Trata-se do período em que a filosofia ética passa a ter valor ainda maior na medicina, em razão dos dilemas complexos que surgem a partir do exponencial avanço da tecnologia e da pesquisa científica na área médica[207].

Dentre os autores de destaque estão Van Rensselaer Potter, bioquímico e bioeticista norte-americano, vinculado à Escola de Wisconsin, e André Hellegers, obstetra e pesquisador do Instituto Kennedy de

---

205 Gisele Mendes de Carvalho. *Aspectos Jurídico-Penais da Eutanásia*. cit. p. 71-72.
206 Edmundo D. Pellegrino. Origem e Evolução da Bioética. In: *Problemas Atuais da Bioética*. Leo Pessini e Christian de Paul Barchifontaine. 8. ed. revista e ampliada. São Paulo: Centro Universitário São Camilo: Edições Loyola, 2008. p. 72.
207 Idem. Ibidem. p. 72.

Bioética em Washington (DC), vinculado à Escola de Georgetown[208]. Ambos trouxeram contribuições importantes e apresentaram enfoques distintos, mas que se complementavam. É possível afirmar que Potter estava mais envolvido com o que hoje compreendemos como macrobioética e Hellegers com a microbioética. Este contribuiu com estudos que fizeram a ligação entre a medicina, a filosofia e a ética, o que trouxe a consagração da bioética clínica[209].

Potter, por seu turno, compreendia a bioética como uma ponte entre a ciência, a biologia e a ética. Segundo exposto na introdução da sua obra *Bioética: uma Ponte para o Futuro*, publicada em 1971:

> Se existem duas culturas que parecem incapazes de dialogar – as ciências e humanidades –, e se isso se apresenta como uma razão pela qual o futuro se apresenta duvidoso, então, possivelmente, poderíamos construir uma ponte para o futuro, construindo a bioética como uma ponte entre duas culturas[210].

Já na década de 1990, Potter apresentou uma visão mais ampla da bioética, pautada na perspectiva global e que vem representar o terceiro período, ou seja, o da bioética global. Para ele, a bioética deveria ser pensada: "como uma nova ética científica que combina a humildade, responsabilidade e competência numa perspectiva interdisciplinar e intercultural e que potencializa o sentido da humanidade"[211].

Esse terceiro período é conhecido como o da bioética global. Inicia-se em 1985 e vem até os dias de hoje. Nele, percebe-se que os problemas e as demandas apresentados pela bioética precisam ser enfrentados de várias vertentes, o que requer tanto a interdisciplinaridade

---

208 Leo Pessini e Christian de Paul Barchifontaine. *Problemas Atuais da Bioética*. 8. ed. revista e ampliada. São Paulo: Centro Universitário São Camilo: Edições Loyola, 2008. p. 21 e 22.

209 *As Origens da Bioética: do Credo Bioético de Potter ao Imperativo Bioético de Fritz Jahr*. p. 10. Leo Pessini. Disponível em http://www.scielo.br/pdf/bioet/v21n1/a02v21n1. Acesso em 27 de junho de 2017.

210 Leo Pessini e Christian de Paul Barchifontaine. *Problemas Atuais da Bioética*. 8. ed. revista e ampliada. São Paulo: Centro Universitário São Camilo: Edições Loyola, 2008. p. 48.

211 Op. cit. p. 50.

quanto a multidisciplinariedade. As várias áreas do conhecimento, como o direito, a sociologia, a antropologia, as ciências políticas, a psicologia, a psicanálise, a religião, dentre outras, relacionadas à vida, a sua proteção e ao cuidado, passam a demandar diálogo e interação mais constantes e profundos. Estão na pauta da bioética global questões como patrimônio genético, biologia molecular e sintética, biotecnologia, meio ambiente e sustentabilidade, ética profissional, políticas públicas e sociais de bem-estar e saúde, dentre outras[212]. Nesse sentido, Maria Helena Diniz apresenta definição ampla e atual sobre a bioética:

> (...) um conjunto de reflexões filosóficas e morais sobre a vida em geral e sobre as práticas médicas em particular. Para tanto abarcaria pesquisas multidisciplinares, envolvendo-se na área antropológica, filosófica, teológica, sociológica, genética, médica, biológica, psicológica, ecológica, jurídica, política etc., para solucionar problemas individuais e coletivos derivados da biologia molecular, da embriologia, da engenharia genética, da medicina, da biotecnologia etc., decidindo sobre a vida, a morte, a saúde, a identidade ou a integridade física e psíquica, procurando analisar eticamente aqueles problemas, para que a biossegurança e o direito possam estabelecer limites à biotecnociência, impedir quaisquer abusos e proteger os direitos fundamentais das pessoas e das futuras gerações. A bioética consistiria ainda no estudo da moralidade da conduta humana na área das ciências da vida, procurando averiguar o que seria lícito ou científica e tecnicamente possível[213].

3.2. FUNDAMENTO E PRINCÍPIOS DA BIOÉTICA

É importante destacar que a bioética busca encontrar regras éticas que estabeleçam o respeito incondicional ao ser humano e à sua dignidade, diante das demandas contemporâneas surgidas em virtude dos novos descobrimentos das ciências médicas e biológicas e da tecnologia a elas

---

212 Edmundo D. Pellegrino. Origem e Evolução da Bioética. In: *Problemas Atuais da Bioética*. Leo Pessini e Christian de Paul Barchifontaine. 8. ed. revista e ampliada. São Paulo: Centro Universitário São Camilo: Edições Loyola, 2008. p. 73.
213 Maria Helena Diniz. *O Estado Atual do Biodireito*, cit. p. 11-12. A bioética é, segundo a Encyclopedia of Bioethics, o "estudo sistemático das dimensões morais das ciências da vida e do cuidado da saúde, utilizando uma variedade de metodologias éticas num contexto multidisciplinar" (Idem. Ibidem. p. 10).

aliada, e que interferem na vida humana. As demandas sociais e também de políticas públicas são novas. Nesse sentido, busca-se aplicar os princípios éticos às novas situações[214].

O fundamento maior da bioética é o respeito à dignidade da pessoa humana. A bioética se pauta no respeito à pessoa humana e à busca do seu bem-estar e saúde em uma concepção holística. É interessante analisar que a dignidade da pessoa humana também é o solo fundante tanto da ordem jurídica nacional, segundo expresso na Constituição de 1988, quanto da ordem jurídica internacional de proteção dos direitos humanos, como se verifica na Declaração Universal dos Direitos Humanos de 1948 e em todos os tratados de direitos humanos que lhe sucedem. Então, o respeito à dignidade humana é ponto em comum da ordem jurídica e da bioética.

A dignidade pertence à condição humana e, por isso, deve ser respeitada e protegida. Constitui elemento que qualifica o ser humano como tal e dele não pode ser separada. Não é algo concedido à pessoa humana, porque já lhe pertence de forma inata. Assim, não se concebe sua retirada ou concessão, porquanto se trata de atributo de todo ser humano. Este, dada exclusivamente sua condição humana e independentemente de qualquer outra circunstância, é titular de direitos que devem ser reconhecidos e tutelados pelo Estado, assim como respeitados pela sociedade[215].

Há diferentes paradigmas para se compreender e fundamentar a bioética. Cada um deles apresenta, da sua perspectiva, contribuições para a compreensão do que entendem ser os propósitos e o fim da bioética. Todos têm sua importância no estudo da bioética. O paradigma principialista surge nos Estados Unidos, quando o governo, com o objetivo que estabelecer parâmetros pragmáticos para a prática clínica, criou a Comissão Nacional Para a Proteção dos Seres Humanos em Pesquisas Biomédica e Comportamental. Foi, então, elaborado o Belmont Report, publicado em

---

214 Aquilino Polaino-Lorente. *Más Allá de la Confusión: Razones para la Prioridad de la Bioética*. In: *Manual de Bioética General*. 4. ed. Madrid: RIALP, 2000. p. 85.

215 Ingo Wolfagang Sarlet. *Dignidade da Pessoa Humana e Direitos Fundamentais na Constituição Federal de 1988*, cit. p. 38.

1978, no qual estão consignados os princípios da autonomia, da justiça e da beneficência[216].

Dada a importância do referido relatório, os princípios nele apresentados passaram a possibilitar reflexões na bioética em geral. Os autores Tom Beuchamp e James Childress protagonizaram o estudo e a sistematização do paradigma principialista com a obra *Princípios de Ética Biomédica*[217]. Desenvolveram os quatro princípios orientadores da ação: beneficência; não maleficência; justiça e autonomia. Nas palavras de Leo Pessini e Christian de Paul de Barchifontaine:

> Esses princípios não têm nenhuma disposição hierárquica e são válidos prima facie. Em caso de conflito entre si, a situação em causa e suas circunstâncias é que indicarão o que deve ter precedência. Esse modelo tem ampla aplicação na prática clínica, em todos os âmbitos em que a bioética se desenvolveu, com resultados bastante positivos em relação ao respeito pela dignidade da pessoa[218].

Referidos princípios foram regulamentados no âmbito internacional, por meio da Declaração Universal sobre Bioética e Direitos Humanos, adotada por aclamação em 19 de outubro de 2005, pela 33ª Sessão da Conferência Geral da Unesco. O preâmbulo da declaração preceitua que as questões éticas, suscitadas pelos rápidos avanços na ciência, e suas aplicações tecnológicas, devem ser examinadas com o devido respeito à dignidade da pessoa humana e aos direitos humanos. No âmbito nacional, o Conselho Nacional de Saúde editou a Resolução n. 196, em 10 de outubro de 1996, e acolheu referidos princípios da bioética, ao aprovar as diretrizes e as normas regulamentadoras de pesquisas que envolvem os seres humanos.

216 Mara Regina Trippo Kimura. *As Técnicas Biomédicas – A Vida Embrionária e o Patrimônio Genético Humano – à Luz da Regra da Proporcionalidade Penal.* cit. p. 30.
217 Tom L. Beauchamp e James F. Childress. *Princípios de Ética Biomédica.* 3. ed. Tradução de Luciana Pudenzi. São Paulo: Loyola, 2013.
218 Leo Pessini e Christian de Paul Barchifontaine. *Problemas Atuais da Bioética.* 8. ed. revista e ampliada. São Paulo: Centro Universitário São Camilo: Edições Loyola, 2008. p. 62. A respeito dos outros paradigmas da bioética, como o libertário; o das virtudes; o casuístico; o fenomenológico e hermenêutico; o narrativo; o do cuidado; o do direito natural; o contratualista e o antropológico personalista, vide: Pessini, Leo e Barchifontaine, Christian de Paul de. *Problemas Atuais de Bioética.* 8. ed. revista e ampliada. São Paulo: Centro Universitário São Camilo: Edições Loyola, 2008. p. 62-67.

3.2.1. PRINCÍPIO DA BENEFICÊNCIA

O princípio da beneficência é o mais antigo da ética médica, porquanto sinaliza um dos ensinamentos do Juramento de Hipócrates, segundo o qual: "Usarei o tratamento para ajudar o doente de acordo com minha habilidade e com meu julgamento, mas jamais o usarei para lesá-lo ou prejudicá-lo"[219].

Referido princípio estabelece o dever ético de o profissional da saúde promover primeiramente o bem do paciente. Por isso, demanda dos profissionais da área da saúde, no exercício de seus ofícios, a realização do tratamento ou da intervenção médica, visando sempre ao bem-estar do paciente e evitando, na medida do possível, a ocorrência de danos. O princípio determina que a atuação dos profissionais da saúde seja com o objetivo de garantir as máximas vantagens e os mínimos riscos[220].

Garante ao paciente, quando em condições aptas, participar das escolhas dos métodos terapêutico-interventivos que se afigurem mais benéficos para ele. Nessa escolha, a relação é entre sujeitos: médico e paciente. Nas situações terminais, as práticas terapêuticas deverão atender a um ponto de equilíbrio para o respeito à autonomia do paciente, quando possível, e a minimização do seu sofrimento, com vistas a uma morte digna.

De acordo com o parecer sobre "Aspectos Éticos dos Cuidados de Saúde Relacionados com o Final da Vida", do Conselho Nacional de Ética para as Ciências da Vida de Portugal:

> A primeira regra é que, enquanto há uma esperança razoável de obter cura ou melhoria do estado mórbido, com qualidade de vida aceite pela pessoa doente, são as regras da medicina curativa, científicas e éticas, que devem ser seguidas pelo médico; com ênfase no consentimento informado e nos princípios da beneficência e da não-maleficência, no plano ético, e na rigorosa avaliação clínica da situação, no plano científico. Quando não há esperança razoável de cura e as melhorias presumidas dependem de pesados sacrifícios físicos, impostos à pessoa

---

219 Tom L. Beauchamp e James F. Childress. *Princípios de Ética Biomédica*. 3. ed. Tradução de Luciana Pudenzi. São Paulo: Loyola. 2013. p. 209.
220 Maria Helena Diniz. *O Estado Atual do Biodireito*. cit. p. 15.

doente pelos tratamentos a efectuar, são as regras da medicina de acompanhamento que devem prevalecer. O objectivo primordial desta forma de cuidado médico é o de conseguir para a pessoa doente, em fase de incurabilidade, o maior conforto e bem estar, tanto físico como psíquico e afectivo[221].

3.2.2. PRINCÍPIO DA NÃO MALEFICÊNCIA

O princípio da não maleficência, por seu turno, é um desdobramento do princípio da beneficência, por determinar o dever de não causar dano intencional ao paciente e por derivar da máxima da ética médica: *primun non nocere*, que estabelece o dever do médico de abster-se de prejudicar o enfermo[222].

Referido princípio, assim como o da beneficência, se encontra no artigo 4° da Declaração Universal sobre Bioética e Direitos Humanos, segundo a qual:

> Na aplicação e no avanço dos conhecimentos científicos, da prática médica e das tecnologias que lhes estão associadas, devem ser maximizados os efeitos benéficos directos e indirectos para os doentes, os participantes em investigações e os outros indivíduos envolvidos, e deve ser minimizado qualquer efeito nocivo susceptível de afectar esses indivíduos[223].

---

221 Conselho Nacional de Ética para as Ciências da Vida. Parecer n. 11 de 1995. Disponível em http://www.cnecv.pt/admin/files/data/docs/1273059417_P011_FinalDaVida. pdf. Acesso em 3 de julho de 2017. Importante destacar a importância do Conselho Nacional de Ética para as Ciências da Vida de Portugal, criado na década de 1990, com o objetivo de analisar as questões éticas apresentadas em razão do desenvolvimento científico e tecnológico no âmbito da biologia, da genética, da engenharia genética, da medicina e da saúde em geral. De acordo com o artigo 2° da Lei n. 24/2009, alterada pela Lei n. 19/2015: "O Conselho Nacional de Ética para as Ciências da Vida, abreviadamente designado por CNECV, é um órgão consultivo independente que funciona junto da Assembleia da República e que tem por missão analisar os problemas éticos suscitados pelos progressos científicos nos domínios da biologia, da medicina ou da saúde em geral e das ciências da vida". O Brasil poderia tomar como exemplo a legislação portuguesa e também criar um Conselho Nacional com os mesmos moldes. Contribuiria em muito para traçar diretrizes para tais questões no âmbito nacional.
222 Maria Helena Diniz. O Estado Atual do Biodireito. cit. p. 15.
223 Disponível em http://unesdoc.unesco.org/images/0014/001461/146180por.pdf. Acesso em 23 de julho de 2017.

O Código de Ética Médica, ao estabelecer seus princípios fundamentais, prescreve no inciso VI tanto o princípio da beneficência quanto o da não maleficência, segundo o qual:

> O médico guardará absoluto respeito pelo ser humano e atuará sempre em seu benefício. Jamais utilizará seus conhecimentos para causar sofrimento físico ou moral, para o extermínio do ser humano ou para permitir e acobertar tentativa contra sua dignidade e integridade.

Com os novos avanços tecnológicos nas ciências médicas, novas realidades são apresentadas, assim como novos questionamentos são formulados a respeito dos limites da atuação médica. Muitas vezes, os profissionais da área da saúde encontram desafios para a adequada aplicação do princípio da não maleficência diante de casos complexos, dentre eles, as situações de terminalidade da vida. Segundo José Luiz Telles de Almeida:

> O desenvolvimento de novas tecnologias médicas, em especial os equipamentos que visam a manutenção da vida biológica em casos onde o paciente encontra-se em estados dramáticos de saúde, de um lado, e o movimento de afirmação dos direitos do paciente à recusa de medidas 'extraordinárias' – de outro, têm traduzido novas questões à máxima *primum non nocere*[224].

Nesse sentido, o Parecer n. 11 do Conselho Nacional de Ética para as Ciências da Vida de Portugal, sobre "Aspectos Éticos dos Cuidados de Saúde Relacionados com o Final da Vida", apresenta várias diretrizes para o enfrentamento dos dilemas éticos relacionados ao final da vida. A primeira análise é do doente terminal em idade muito avançada e na qual não há nenhuma doença tratável, mas apenas os desdobramentos dessa realidade. De acordo com o parecer, o paciente há de ser:

> (...) tratado com compreensão afectiva e respeito, sem terapêuticas fúteis, no domicílio, em ambiente familiar, tudo conduzindo a uma morte digna, socializada, reconhecida e aceite: É a situação comum com as pessoas de idade muito avançada, com apoio familiar ou de um equipamento social de boa qualidade, que não têm nenhuma doença tratável, mas apenas senilidade ou sequelas irreversíveis de

---

224 Apud, Matilde Carone Slaibi Conti. *Ética e Direito na manipulação do genoma humano*. cit. p.17.

acidentes vasculares cerebrais ou cardíacos. A decisão médica de praticar medicina de acompanhamento satisfaz aos princípios éticos citados[225].

Ao cuidar da realidade de doente grave, hospitalizado, e que entra em fase terminal, expõe:

> A equipa de saúde, dedicada e competente, decide interromper tratamentos que se tornaram claramente ineficazes segundo o melhor juízo clínico, recusando a obstinação terapêutica por ser má prática médica, mas utilizando todos os meios necessários para assegurar o conforto e bem-estar do doente, de modo a que o processo de morte decorra com respeito pela dignidade da pessoa humana. Para que esta decisão médica seja eticamente correcta é necessário que: o atendimento da pessoa em período final seja personalizado e constante, por parte da equipa de saúde; seja permitida a presença de familiares durante 24 horas, bem como de outras pessoas que o doente terminal deseje ver, incluindo ministros religiosos; seja facilitada a "alta", na fase final, se o doente ou a família o desejar. Cumpridos estes requisitos, a morte em ambiente hospitalar (ou já fora dele) pode ocorrer com respeito pela dignidade humana e as decisões médicas serão eticamente correctas e de boa prática médica. É eticamente inaceitável, à luz dos princípios já citados, que o doente terminal hospitalizado seja isolado e abandonado até que ocorra a morte na mais completa solidão[226].

3.2.3. PRINCÍPIO DA AUTONOMIA

O princípio da autonomia estabelece o respeito à liberdade de escolha do paciente. Determina o respeito à capacidade de gerir e conduzir a própria vida corporal e mental, por meio de suas escolhas e opções. Cada ser humano deve ser respeitado no comando e na autoridade sobre a própria vida. Todos devem ter resguardada a capacidade de gerenciar sua própria vida, tomar suas próprias decisões, fazer suas opções terapêuticas

---

225 Conselho Nacional de Ética para as Ciências da Vida. Parecer n. 11 de 1995. Disponível em http://www.cnecv.pt/admin/files/data/docs/1273059417_P011_FinalDaVida.pdf. Acesso em 7 de agosto de 2017.
226 Conselho Nacional de Ética para as Ciências da Vida. Parecer n. 11 de 1995. Disponível em http://www.cnecv.pt/admin/files/data/docs/1273059417_P011_FinalDaVida.pdf. Acesso em 7 de agosto de 2017.

e escolher as mais adequadas aos seus valores pessoais, assim como em relação aos custos e benefícios[227].

O princípio da autonomia foi introduzido na ética médica, a partir da década de 70 do século passado, porquanto a realidade contemporânea vem gerando mudanças nas relações sociais e também nas relações entre médicos e pacientes. Até então, o critério primordial era o da beneficência. Hodiernamente, as decisões médicas são tomadas em parceria com o paciente. A relação deixou de ser entre sujeito (médico) e objeto (paciente) e passou a ser entre sujeitos.

Com esse novo enfoque da relação médico-paciente, referido princípio determina que os profissionais da saúde respeitem os anseios e as pretensões do paciente, ou de seus representantes. Isso significa respeitar os valores pessoais do paciente, quais sejam, os morais, os filosóficos e os religiosos. O princípio resguarda tanto o direito à integridade corporal quanto à integridade psíquica do paciente. Os profissionais da saúde devem respeitar o domínio do paciente sobre sua vida e sua intimidade[228].

Segundo Matilde Carone Slaibi Conti, "nas situações em que o paciente tem condições de exercer seu livre-arbítrio – isto é: pensar, escolher, decidir e agir de modo livre e independente, ele tem o direito de consentir ou não, nas decisões médicas que lhes dizem respeito"[229].

A Declaração Universal sobre Bioética e Direitos Humanos trata detalhadamente do princípio da autonomia e dos seus desdobramentos. No artigo 5º, estabelece que:

> A autonomia das pessoas no que respeita à tomada de decisões, desde que assumam a respectiva responsabilidade e respeitem a autonomia dos outros, deve ser respeitada. No caso das pessoas incapazes de exercer a sua autonomia, devem ser tomadas medidas especiais para proteger os seus direitos e interesses[230].

---

227 Maria Helena Diniz. *O Estado Atual do Biodireito*. cit. p. 14.
228 Gisele Mendes de Carvalho. *Aspectos Jurídico-Penais da Eutanásia*. cit. p. 76-77.
229 *Ética e Direito na Manipulação do Genoma Humano*. cit. p. 19.
230 Disponível em http://unesdoc.unesco.org/images/0014/001461/146180por.pdf. Acesso em 23 de julho de 2017.

O seu artigo 6°, por sua vez, cuida do consentimento do paciente, segundo o qual:

> 1. Qualquer intervenção médica de carácter preventivo, diagnóstico ou terapêutico só deve ser realizada com o consentimento prévio, livre e esclarecido da pessoa em causa, com base em informação adequada. Quando apropriado, o consentimento deve ser expresso e a pessoa em causa pode retirá-lo a qualquer momento e por qualquer razão, sem que daí resulte para ela qualquer desvantagem ou prejuízo. Só devem ser realizadas pesquisas científicas com o consentimento prévio, livre e esclarecido da pessoa em causa. A informação deve ser suficiente, fornecida em moldes compreensíveis e incluir as modalidades de retirada do consentimento. A pessoa em causa pode retirar o seu consentimento a qualquer momento e por qualquer razão, sem que daí resulte para ela qualquer desvantagem ou prejuízo. Excepções a este princípio só devem ser feitas de acordo com as normas éticas e jurídicas adoptadas pelos Estados e devem ser compatíveis com os princípios e disposições enunciados na presente Declaração, nomeadamente no artigo 27°, e com o direito internacional relativo aos direitos humanos. 3. Nos casos relativos a investigações realizadas sobre um grupo de pessoas ou uma comunidade, pode também ser necessário solicitar o acordo dos representantes legais do grupo ou da comunidade em causa. Em nenhum caso deve o acordo colectivo ou o consentimento de um dirigente da comunidade ou de qualquer outra autoridade substituir-se ao consentimento esclarecido do indivíduo[231].

Interessante mencionar o disposto na Convenção para a Proteção dos Direitos do Homem e da Dignidade do Ser Humano face às Aplicações da Biologia e da Medicina, de 1999, do Sistema Europeu de Direitos Humanos. Ao tratar do consentimento do paciente, expõe em seu artigo 5° que:

> Qualquer intervenção no domínio da saúde só pode ser efetuada após ter sido prestado pela pessoa em causa o seu consentimento livre e esclarecido. Esta pessoa deve receber previamente a informação adequada quanto ao objetivo e à natureza da intervenção, bem como às suas consequências e riscos. A pessoa em questão pode, em qualquer momento, revogar livremente o seu consentimento[232].

---

231 Disponível em http://unesdoc.unesco.org/images/0014/001461/146180por.pdf. Acesso em 23 de julho de 2017.
232 Disponível em http://www.dhnet.org.br/direitos/sip/euro/principaisinstrumentos/16. htm. Acesso em 3 de julho de 2017.

Também cabe destacar a Recomendação n. 1.418 do Conselho Europeu, órgão responsável por definir as orientações e as prioridades políticas gerais da União Europeia. A referida recomendação cuida da "Proteção dos Direitos Humanos e da Dignidade dos Doentes Incuráveis e Terminais". No seu item 9.2 estabelece a recomendação aos países da União Europeia sobre a proteção do direito à autodeterminação dos doentes incuráveis e terminais, o que representa o respeito ao princípio da autonomia[233].

Com base em todos esses documentos internacionais, verificamos que o consentimento do paciente, quando exigido, deve ser livre, e ele deve ser informado de sua realidade e suas condições, para que possa tomar sua decisão com consciência e responsabilidade. Segundo Marta Raquel Ribeiro Bessa:

> A densificação do princípio da autonomia, sobretudo quanto ao consentimento prévio, informado, livre, esclarecido e expresso, que respeite a dignidade individual, impõe pois informação correta, verdadeira e completa por parte do profissional de saúde e avaliação crítica e compreensão de tal informação por parte do paciente que assumirá a competência e capacidade para tomar uma decisão voluntária e ponderada e por fim dar ou recusar o consentimento, sempre na esteira da revogação a todo tempo[234].

O Código de Ética Médica também expressa o respeito ao princípio da autonomia. Prescreve o inciso XXI, do capítulo I, ao tratar dos princípios fundamentais, que:

> No processo de tomada de decisões profissionais, de acordo com seus ditames de consciência e as previsões legais, o médico aceitará as escolhas de seus pacientes, relativas aos procedimentos diagnósticos e terapêuticos por eles expressos, desde que adequadas ao caso e cientificamente reconhecidas.

---

233 Leo Pessini e Christian de Paul Barchifontaine. *Problemas Atuais da Bioética*. 8. ed. revista e ampliada. São Paulo: Centro Universitário São Camilo: Edições Loyola, 2008. p. 718.

234 Marta Raquel Ribeiro Bessa. *A Densificação dos Princípios da Bioética em Portugal*. In: Revista da Faculdade de Direito da Universidade do Porto. Ano IX. 2014. p. 297.

Contudo, como assevera Marta Raquel Ribeiro Bessa, existem algumas circunstâncias que limitam a obtenção do consentimento:

> (...) a incapacidade tanto das crianças e adolescentes, como daquela causada em adultos por diminuição das capacidades mentais ou de patologias neurológicas ou psiquiátricas; as situações de urgência, quando se deve agir e não se pode obter consentimento, e por último, quando o paciente se recusa a ser informado, o que consubstancia não um direito a recusa pós-informação, mas num direito a não saber e a não ser informado, o que impede, é claro, a obtenção do consentimento informado[235].

Nesse sentido, o artigo 7º da Declaração Universal sobre Bioética e Direitos Humanos também apresenta as diretrizes em relação às pessoas incapazes de exprimir seu consentimento. Expõe:

> Em conformidade com o direito interno, deve ser concedida protecção especial às pessoas que são incapazes de exprimir o seu consentimento: (a) a autorização para uma investigação ou uma prática médica deve ser obtida em conformidade com o superior interesse da pessoa em causa e com o direito interno. No entanto, a pessoa em causa deve participar o mais possível no processo de decisão conducente ao consentimento e no conducente à sua retirada; (b) a investigação só deve ser realizada tendo em vista o benefício directo da saúde da pessoa em causa, sob reserva das autorizações e das medidas de protecção prescritas pela lei e se não houver outra opção de investigação de eficácia comparável com participantes capazes de exprimir o seu consentimento. Uma investigação que não permita antever um benefício directo para a saúde só deve ser realizada a título excepcional, com a máxima contenção e com a preocupação de expor a pessoa ao mínimo possível de riscos e incómodos e desde que a referida investigação seja efectuada no interesse da saúde de outras pessoas pertencentes à mesma categoria, e sob reserva de ser feita nas condições previstas pela lei e ser compatível com a protecção dos direitos individuais da pessoa em causa. Deve ser respeitada a recusa destas pessoas em participar na investigação[236].

Também importante destacar o Parecer n. 11, do Conselho Nacional de Ética para as Ciências da Vida de Portugal sobre "Aspectos Éticos

---

235 Marta Raquel Ribeiro Bessa. *A Densificação dos Princípios da Bioética em Portugal.* In: Revista da Faculdade de Direito da Universidade do Porto. Ano IX. 2014. p. 297-298.
236 Disponível em http://unesdoc.unesco.org/images/0014/001461/146180por.pdf. Acesso em 23 de julho de 2017.

dos Cuidados de Saúde Relacionados com o Final da Vida", que apresenta diretrizes para a questão do exercício da autonomia do paciente em situações terminais. Dentre elas, apresenta o dilema de "Doente que se considera terminal ou incurável, ou humilhado pela sua doença ou que perdeu a vontade de viver, que pede ao seu médico ou a outro membro da equipa de saúde ou a outra pessoa, familiar ou não, que lhe forneça uma substância que ele possa aplicar a si próprio e seja seguramente mortal". De acordo com o referido parecer:

> A decisão, neste caso, seria a de ajuda ao suicídio. Eticamente não temos que avaliar agora a decisão da pessoa que pede para ser morta, pois ela radica no seu foro íntimo e pessoal. A decisão de aceder ao pedido da pessoa, fornecendo-lhe os meios para ela se matar, não tem jurisdição ética. Quem recebe o pedido, não deve, pois, aceitar que a pessoa deva matar-se, nem contribuir para que ela satisfaça uma vontade a que o solicitado é alheio e que tem, como consequência, a destruição de uma vida humana[237].

Outra realidade apresentada pelo referido parecer é a do "Doente que não deseja viver, porque considera intolerável, para si, a qualidade de vida de que pode dispor, está psiquicamente competente para exercer a sua autonomia pessoal e pede, insistentemente, ao médico (ou a outra pessoa) que o mate com meios farmacológicos, ou outros". De acordo com o parecer:

> Se o médico (ou outra pessoa) aceder a este pedido e matar o doente por causa do pedido pratica eutanásia voluntária activa. Tal como no caso anterior, não devemos formar juízos éticos sobre a decisão da pessoa que exerce, com liberdade, a sua autonomia pessoal, ao formular o pedido. Já merece cuidadosa reflexão ética a forma como se constitui, na consciência profissional e moral do médico, a vontade de aceder ou não ao pedido insistente do doente. Para muitos médicos, em Portugal, o facto de ser um homicídio, punido pela lei penal, e de o Código Deontológico vedar aos médicos, expressamente, a prática de eutanásia (sem qualificativos) é razão suficiente para não considerar atendível o pedido do doente. Outros, porém, nas situações em que o estar vivo é, para a pessoa, causa

---

237 Conselho Nacional de Ética para as Ciências da Vida. Parecer n. 11 de 1995. Disponível em http://www.cnecv.pt/admin/files/data/docs/1273059417_P011_FinalDaVida.pdf. Acesso em 7 de agosto de 2017.

de profundo sofrimento, que eles, médicos, não podem (ou não sabem) tornar tolerável para essa pessoa, questionam-se se, nestas situações limite, aceder à vontade do doente não deve ser considerado o melhor procedimento e, portanto, eticamente justificado pelo princípio da beneficência. Com todo o respeito pelos casos particulares, que merecem ser analisados com sensibilidade e lucidez para lhes descobrir as motivações profundas e a natureza pontual e evitável, deve a reflexão ética exercer-se, contudo, sobre o enquadramento geral da situação. Caso contrário, estaríamos a usar uma "ética pragmaticista ou meramente casuística", formalmente rejeitada na fundamentação atrás transcrita. E o enquadramento geral é o de existir manipulação da vontade do médico (ou outra pessoa) por parte do doente que pede, quase exige, ser morto, por uma acção positiva praticada pelo próprio médico (ou por outra pessoa). Tenha-se presente que, a nível legal, é na circunstância de se tratar de uma vontade dominada por impulso relacionado com o estado do "doente" que reside a principal característica do crime. O juízo ético sobre esta decisão (médica), resultante de manipulação, deve ser de desaprovação[238].

Importante discutir, analisar e ponderar, com relação ao doente terminal ou com doença crônica, o seu real desejo e seu poder de autonomia, diante da sua condição de vulnerabilidade. Leo Pessini e Christian de Paul Barchifontaine, ao discutirem o "deixar morrer em paz e com dignidade", expõem:

> Muitos insistem que é necessário conhecer o verdadeiro motivo pelo qual o enfermo solicita o fim de sua vida. Sublinham que, na base desses pedidos de eutanásia, existe um sentimento de solidão e abandono. Quando o doente pede a eutanásia, sua intenção pode ser outra. O que a pessoa está realmente pedindo é melhor assistência, sedativos mais eficazes, tratamento mais pessoal ou meramente mais solidariedade humana. Uma pessoa moribunda pode pedir a eutanásia porque se sente um fardo pesado demais e não quer impor aos outros a tarefa de se ocuparem[239].

O Parecer n. 11, igualmente, apresenta a situação do "Doente em situação terminal, inconsciente e, portanto, incapaz de exprimir sua von-

---

238 Conselho Nacional de Ética para as Ciências da Vida. Parecer n. 11 de 1995. Disponível em http://www.cnecv.pt/admin/files/data/docs/1273059417_P011_FinalDaVida. pdf. Acesso em 7 de agosto de 2017.
239 *Problemas Atuais da Bioética*. cit. p. 511-512.

tade. O médico (ou outra pessoa), dominado, psicologicamente, pelo que ele considera ser a situação intolerável do doente, para a qual não tem nenhum tratamento, decide matá-lo por meios farmacológicos ou outros". Expõe a seguinte diretriz:

> Esta decisão (médica) configura o acto de eutanásia activa, involuntária (porque o doente não manifestou a sua vontade). Objectivamente, é uma decisão médica inaceitável porque o médico, por compaixão real ou suposta, arroga-se o direito de dispor da vida de uma pessoa humana; e não tem esse direito na perspectiva ética em que se fundamenta esta análise. Idêntico juízo ético negativo se formula na situação em que o doente terminal está consciente, não manifesta a vontade de ser morto e o médico decide matá-lo. A possibilidade de o médico poder tomar esta decisão cria as condições para a manipulação e instrumentalização da sua vontade por parte de terceiros, com interesse pessoal nessa decisão, e por parte do poder político de que há exemplos históricos bem conhecidos, alguns neste século. Para além deste risco real e comprovado, semelhante decisão médica ofende os princípios éticos e deontológicos geralmente aceites na prática médica (com excepção da Holanda)[240].

Esse parecer, assim como a postura e o entendimento do Conselho Nacional de Ética para as Ciências da Vida de Portugal, vem contribuindo tanto para o esclarecimento de questões de difícil enfretamento, assim como para a própria discussão e reflexão sobre esses temas, que fazem parte da existência humana e, por isso, precisam ser enfrentados pelo Direito e pela Bioética. Contribui em especial para se traçar o alcance da autonomia do paciente no estado terminal.

3.2.4. PRINCÍPIO DA JUSTIÇA

O princípio da justiça estabelece a garantia da distribuição justa, equitativa e universal dos benefícios dos serviços da saúde. Como decorrência, determina seja dado tratamento adequado à condição específica

---

240 Conselho Nacional de Ética para as Ciências da Vida. Parecer n. 11 de 1995. Disponível em http://www.cnecv.pt/admin/files/data/docs/1273059417_P011_FinalDaVida. pdf. Acesso em 7 de agosto de 2017.

de cada paciente. Para que referido princípio seja respeitado, deve existir uma relação equânime entre os benefícios e os encargos proporcionados pelos serviços na área da saúde ao paciente, uma vez que não há justiça quando alguns grupos enfrentam todos os prejuízos e outros recebem todas as vantagens[241].

Referido princípio representa a efetiva garantia da igualdade no âmbito do acesso aos serviços de saúde. Trata-se da tutela do direito à saúde tanto na dimensão individual quanto coletiva e que deve garantir o exercício da cidadania no âmbito do acesso aos serviços, programas e assistência à saúde, por meio de políticas públicas nessa seara. No que se refere ao acesso aos serviços de saúde, pressupõe também a não discriminação em virtude de sexo, religião, raça, idade, posição política, econômica e social. Nesse sentido, todos os indivíduos devem ser acolhidos pelos serviços básicos de saúde, o que implica um Estado ativo e participativo na prestação dos serviços públicos de saúde.

O preâmbulo da Declaração sobre Bioética e Direitos Humanos da Unesco de 1995 reconhece: "que a saúde não depende apenas dos progressos da investigação científica e tecnológica, mas também de fatores psicossociais e culturais". Também segundo o preâmbulo, considera-se: "que todos os seres humanos, sem distinção, devem beneficiar das mesmas elevadas normas éticas no domínio da medicina e da investigação em ciências da vida"[242].

Verifica-se que a referida declaração se baseia em uma concepção holística de saúde, no mesmo sentido da compreensão da Organização Mundial de Saúde, a qual a concebe como: "um estado de completo bem-

---

241 Maria Helena Diniz. *O Estado Atual do Biodireito*. cit. p. 15-16 e Gisele Mendes de Carvalho. *Aspectos Jurídico-Penais da Eutanásia*. cit. p. 78-79.
242 Disponível em http://unesdoc.unesco.org/images/0014/001461/146180por.pdf. Acesso em 19 de julho de 2017.

-estar físico, mental e social, e não consiste apenas na ausência de doença ou de enfermidade"[243].

Também de acordo com a Organização Mundial de Saúde e em completa sintonia com a Declaração sobre Bioética e Direitos Humanos: "Gozar do melhor estado de saúde que é possível atingir constitui um dos direitos fundamentais de todo o ser humano, sem distinção de raça, de religião, de credo político, de condição econômica ou social"[244].

Importante salientar a específica realidade brasileira em relação à garantia do direito à saúde e consequentemente ao respeito ao princípio da justiça. No campo normativo e no plano constitucional, o Estado Brasileiro tem como objetivos fundamentais, de acordo com o artigo 3º da Lei Maior:

> (...) construir uma sociedade livre, justa e solidária; garantir o desenvolvimento nacional; erradicar a pobreza e a marginalização, reduzir as desigualdades sociais e regionais e promover o bem de todos, sem preconceitos de origem, raça, sexo, cor, idade e quaisquer outras formas de discriminação.

Nesse sentido, o artigo 196, presente no Título VIII, da Ordem Social, prescreve que:

> A saúde é direito de todos e dever do Estado, garantido mediante políticas sociais e econômicas que visem à redução do risco de doença e de outros agravos e ao acesso universal e igualitário às ações e serviços para sua promoção, proteção e recuperação.

Ademais, o Brasil faz parte do Sistema Internacional de Proteção dos Direitos Humanos, tendo acolhido as declarações e tratados de direitos humanos ora comentados ao longo deste trabalho, assim como o Pacto Internacional de Direitos Sociais, Econômicos e Culturais e o Protocolo

---

243 Disponível em http://www.direitoshumanos.usp.br/index.php/OMS-Organiza%C3%A7%C3%A3o-Mundial-da-Sa%C3%BAde/constituicao-da-organizacao-mundial-da-saude-omswho.html. Acesso em 19 de julho de 2017.
244 Disponível em http://www.direitoshumanos.usp.br/index.php/OMS-Organiza%C3%A7%C3%A3o-Mundial-da-Sa%C3%BAde/constituicao-da-organizacao-mundial-da-saude-omswho.html. Acesso em 19 de julho de 2017.

de San Salvador, nos quais se estabelece expressamente o direito à saúde como um direito humano.

Já a realidade brasileira merece análise e crítica específica para reflexão. O Brasil é marcadamente um país de profundas desigualdades sociais. Nesse sentido, temos, de um lado, uma medicina de ponta, com profissionais na área da saúde do melhor nível internacional e alguns poucos hospitais também com nível de máxima excelência. De outro lado, temos o serviço oferecido à maioria da população, uma rede de serviços de saúde precária, de baixa qualidade e sem infraestrutura para tratar e cuidar de toda a demanda. Nessas condições, nem mesmo os bons profissionais da saúde conseguem trabalhar adequadamente e com respeito aos direitos dos pacientes.

Os dilemas da bioética no Brasil encontram-se nesses dois universos, cada um com suas particularidades e desafios. Se, por um lado, discutem-se a interferência desmedida da alta tecnologia e o seu mau uso, por outro, também se discutem o acesso precário a um sistema indigno de saúde e a própria falta de acesso a qualquer sistema da saúde por grande parte da população, excluída de seus direitos, em razão da falta de políticas públicas adequadas e efetivas. O que esses dois universos têm, muitas vezes, em comum é uma medicina cada vez mais desumanizada e mercantilizada.

Nesse sentido, quando se discute o direito à morte digna, é preciso antes compreender que morrer dignamente é decorrência do viver dignamente e não apenas sobreviver. Como se garantir morte digna se não há vida digna. E a vida digna pressupõe, dentre outros direitos, a garantia do direito à saúde. Em uma sociedade desigual como a brasileira, na qual o acesso aos serviços de saúde, em muitos aspectos, é mercantilizado, além de ter baixa qualidade, pode até parecer ironia discutir a morte digna, quando grande parcela da sociedade não tem garantido sequer o mínimo para uma vida digna.

No entanto, não se trata de ironia. Muito pelo contrário. São inúmeros problemas, de diversas complexidades e que estão presentes no dia a dia. Ao lado da realidade do precário sistema de infraestrutura da saúde no país, em que os pacientes morrem nos corredores dos hospitais sem serem socorridos, verificamos também a cultura do curar "custe o que custar" e a cultura comercial-empresarial, em que predomina a obtenção do lucro para prolongar a vida humana enquanto se puder arcar com os custos[245]. Outro problema é a precária formação técnico-profissional da maioria dos médicos, juntamente com uma formação pouca afeita à humanização da medicina. Nesse cenário, o paciente se torna órfão de um sistema que o coisifica.

Além dos quatro princípios básicos da bioética principialista ora apresentados, a doutrina apresenta mais alguns princípios que serão a seguir desenvolvidos.

3.2.5. PRINCÍPIO DA PRECAUÇÃO

O princípio da precaução se consolidou na Conferência do Rio, na cidade do Rio de Janeiro, em 1992, com conotação ambiental. Nas palavras de Marta Raquel Ribeiro Bessa: "O poder de influir na vida dos que habitarão no futuro, com consequências das nossas ações e comportamentos nas gerações vindouras, trouxe para a bioética o princípio da precaução"[246]. Todavia, o primeiro documento internacional a cuidar do referido princípio no sentido da preocupação com o futuro da humanidade foi a própria Carta das Nações Unidas de 1945, que anuncia em seu preâmbulo a necessidade dos povos de "preservar as gerações vindouras...".

---

245 Leo Pessini e Christian de Paul Barchifontaine. *Problemas Atuais da Bioética*. cit. p. 532.
246 Marta Raquel Ribeiro Bessa. *A Densificação dos Princípios da Bioética em Portugal*. In: Revista da Faculdade de Direito da Universidade do Porto. Ano IX. 2014. p. 306.

A Declaração sobre as Responsabilidades das Gerações Presentes em Relação às Gerações Futuras, adotada em 12 de novembro de 1997 pela Conferência Geral da Unesco, em sua 29ª sessão, expressa claramente a essência do princípio da precaução. Em seu preâmbulo, expõe a preocupação "com o destino das gerações futuras diante dos desafios vitais do próximo milênio", assim como a consciência de que, "neste momento da história, a própria existência da humanidade e o meio ambiente estão ameaçados"[247].

Seu artigo primeiro preceitua que: "As gerações presentes têm a responsabilidade de garantir que as necessidades e os interesses das gerações presentes e futuras sejam plenamente salvaguardados". Por seu turno, o artigo 3° prescreve que: "As gerações presentes devem esforçar-se para assegurar a manutenção e a perpetuação da humanidade, com o devido respeito pela dignidade da pessoa humana. Consequentemente, a natureza e a forma da vida humana nunca devem ser prejudicadas, sob qualquer aspecto"[248]. A Declaração Universal sobre Bioética e Direitos Humanos também cuida do princípio da precaução, ao estabelecer em seu artigo 2°, alínea "g", o objetivo de: "salvaguardar e defender os interesses das gerações presentes e futuras".

Referidos documentos internacionais prescrevem o princípio da precaução com conotação ampla, no sentido da preservação da vida e da saúde da humanidade, assim como do planeta Terra, casa que todos nós habitamos. A preservação do homem no planeta Terra e a preservação do próprio planeta têm ligação direta com os caminhos percorridos pelo progresso científico e tecnológico. Por isso, expõe a referida Declaração sobre as Responsabilidades das Gerações Presentes em Relação às Gerações Futuras, ao cuidar do genoma humano e da biodiversidade no seu artigo 6°, que: "O

---

247 Disponível em http://unesdoc.unesco.org/images/0011/001108/110827por.pdf. Acesso em 23 de julho de 2017.
248 Disponível em http://unesdoc.unesco.org/images/0011/001108/110827por.pdf. Acesso em 23 de julho de 2017.

progresso científico e tecnológico não deve, de forma alguma, prejudicar ou comprometer a preservação da espécie humana e de outras espécies"[249].

No mundo contemporâneo nos debruçamos com temas como clonagem, biologia sintética, reprodução humana assistida, pesquisa com embriões, e tantos outros. Diante dos avanços das ciências, questionamos quais são seus potenciais benefícios e riscos para a humanidade. O princípio da precaução torna-se assim cada vez mais importante para enfrentar os temas da bioética. Cabe indagar quais são os limites da ciência, assim como qual é a responsabilidade dos cientistas.

Interessante destacar o que estabelece o Parecer n. 61 do Conselho Nacional de Ética para as Ciências da Vida de Portugal em conjunto com o Comitê da Bioética da Espanha sobre o princípio da precaução. Ele analisa o uso da biologia sintética no âmbito da bioética. De acordo com o parecer, o princípio:

> (...) surge como consequência da procura da protecção da saúde humana e do meio ambiente face a certas actividades que são caracterizadas pela inexistência de um conhecimento suficiente consolidado sobre os seus possíveis danos. Ou seja, o conhecimento científico, existente naquele momento, não pode estabelecer de modo fiável, nem a inocuidade nem, pelo contrário, os possíveis danos que essas actividades possam gerar. Deste modo, o princípio da precaução move-se num plano de incerteza científica mas, ao mesmo tempo, de suspeita de que a actividade submetida a avaliação pode comportar grandes danos. (...) o princípio da precaução não é aplicável a todas as situações de risco, sendo somente aplicável às que apresentam duas características principais: em primeiro lugar, que se insiram num contexto de incerteza científica; e, em segundo lugar, que assentem na possibilidade de que se possam produzir danos especialmente graves e possivelmente incontroláveis e irreversíveis (...). O princípio da precaução exige que, na inexistência de dados suficientes sobre os possíveis riscos, a acção seja realizada de forma prudente mas, e ao contrário do que por vezes tem sido afirmado, não defende a paralisação da acção[250].

---

249 Disponível em http://unesdoc.unesco.org/images/0011/001108/110827por.pdf. Acesso em 23 de julho de 2017.

250 *A Biologia Sintética*. Parecer conjunto do Conselho Nacional de Ética para as Ciências da Vida de Portugal e do Comitê de Bioética de España sobre Biologia Sintética. Parecer n. 61 de 2011. p. 16 e 17. Disponível em: http://www.cnecv.pt/admin/files/data/docs/1320431400_BiologiaSintetica_CBE-CNECV%20Aprovado.pdf. Acesso em 7 de agosto de 2017.

3.2.6. PRINCÍPIO DA VULNERABILIDADE

Ao longo de nossa existência, atravessamos períodos naturalmente de maior vulnerabilidade, como o da infância e o da velhice, e também podemos ser acometidos por doenças físicas ou psíquicas que nos tornem mais vulneráveis por um período. Todas essas realidades de vulnerabilidade devem ser protegidas pelo Direito e pela Bioética, assim como amparadas pela medicina. E aí está a importância do princípio da vulnerabilidade.

É dever do Estado proteger, por meio de políticas públicas, as crianças e os idosos, cada um com suas particularidades. O mesmo vale para as pessoas com deficiência. Cabe ao Estado, por meio de políticas públicas específicas, garantir proteção a esse grupo vulnerável, como também proteção especial aos doentes terminais e incuráveis, em razão do sofrimento físico e psíquico que os acomete. O cuidado e proteção devem vir do Estado, da sociedade e da família.

Nesse sentido, o princípio da vulnerabilidade se encontra na Recomendação n. 1.418 da Assembleia Parlamentar do Conselho da Europa de 1999 sobre a "Proteção dos Direitos Humanos e da Dignidade dos Doentes Incuráveis e Terminais", reforçada em 2003 pela Recomendação n. 24 do Comitê de Ministros para os Estados-Membros, sobre a Organização dos Cuidados Paliativos[251]. De acordo com o item 6 da Recomendação n. 1.418:

> Convém, particularmente, tomar esse cuidado no caso dos membros mais vulneráveis da sociedade, como demonstram inumeráveis experiências de sofrimento passadas e presentes. O ser humano, que começa a vida em um estado de fraqueza e dependência, necessita ser protegido e sustentado quando se encontra no último momento da vida[252].

---

251 Marta Raquel Ribeiro Bessa. *A Densificação dos Princípios da Bioética em Portugal.* In: Revista da Faculdade de Direito da Universidade do Porto. Ano IX. 2014. p. 309.
252 Leo Pessini e Christian de Paul Barchifontaine. *Problemas Atuais da Bioética.* 8. ed. revista e ampliada. São Paulo: Centro Universitário São Camilo: Edições Loyola, 2008. p. 714.

O princípio da vulnerabilidade está consignado no artigo 8º da Declaração Universal sobre Bioética e Direitos Humanos, ao preceituar o respeito pela vulnerabilidade humana e integridade pessoal. Segundo o referido artigo:

> Na aplicação e no avanço dos conhecimentos científicos, da prática médica e das tecnologias que lhes estão associadas, deve ser tomada em consideração a vulnerabilidade humana. Os indivíduos e grupos particularmente vulneráveis devem ser protegidos, e deve ser respeitada a integridade pessoal dos indivíduos em causa[253].

O princípio em foco tem relação direta com o princípio da igualdade. Se, por um lado, somos todos iguais perante a lei e não se admite nenhuma forma de discriminação, por outro lado, há realidades que admitem a discriminação positiva tanto no campo da ética quanto do Direito, para garantir a igualdade entre os desiguais. Quem melhor define essa ideia é Boaventura de Sousa Santos, que assim se expressa: *"tenemos derechos a ser iguales cada vez que la diferencia nos inferioriza; tenemos derecho a ser diferentes cuando la igualdade nos descaracteriza"*[254]. Essa ideia fica muito clara quando analisamos a realidade dos grupos vulneráveis quanto à questão da saúde, acima exposta.

Ao analisar o princípio da vulnerabilidade da perspectiva ética e da vertente dos idosos dependentes e dos pacientes terminais, expõe Daniel Serrão que:

> O "cuidado" que devemos prestar às pessoas nestas condições – idosos dependentes e terminais – tem de apoiar-se em uma discriminação positiva que não atenda a critérios economicistas e a ponderações custo-benefício porque nestas perspectivas o bem-estar de um moribundo não será considerado um benefício que justifique custos[255].

---

253 Disponível em http://unesdoc.unesco.org/images/0014/001461/146180por.pdf. Acesso em 7 de agosto de 2017.

254 Desigualdad, Exclusión y Globalización: Hacia la Construcción Multicultural de la Igualdad y la Diferencia, Revista de Interculturalidad, 1, 2005. Disponível em http://www.boaventuradesousasantos.pt/pages/pt/artigos-em-revistas-cientificas.php. Acesso em 20 de julho de 2017.

255 Daniel Serrão. *Vulnerabilidade: uma Proposta Ética*. Disponível em http://www.danielserrao.com/gca/index.php?id=124. Acesso em 20 de julho de 2017.

Também cabe abordar um desdobramento tanto do princípio da vulnerabilidade quanto da beneficência. Trata-se do princípio da prevalência dos interesses da pessoa sobre os interesses da sociedade. Como já analisado ao longo do presente trabalho, da perspectiva kantiana, o ser humano é sempre um fim em si mesmo. Ele jamais pode ser coisificado ou instrumentalizado. A Constituição de 1988 também estabelece a dignidade da pessoa humana como um fundamento maior do sistema jurídico brasileiro. O primado é sempre do ser humano e da sua dignidade como fundamento da sociedade e do Estado Democrático de Direito. Por isso, nas questões e tensões da bioética, deve prevalecer primeiramente o interesse da pessoa sobre o interesse da sociedade.

3.2.7. PRINCÍPIO DA SOLIDARIEDADE

O princípio da solidariedade estabelece que o conhecimento científico assim como os avanços dele advindos devem ser partilhados por toda a sociedade e por toda a humanidade. O acesso ao desenvolvimento não deve ser um privilégio para poucos, mas sim uma oportunidade para todos, seja no sentido de usufruir da melhor saúde e ter mais qualidade de vida, seja no sentido da própria preservação da vida.

O princípio da solidariedade, por seu turno, está previsto de forma ampla no artigo 13 da Declaração Universal sobre Bioética e Direitos Humanos, segundo o qual: "A solidariedade entre os seres humanos e a cooperação internacional nesse sentido devem ser incentivadas". O artigo 15°, por seu turno, ao tratar da partilha dos benefícios, também trata do referido princípio ao estabelecer que todos os indivíduos devem poder usufruir dos benefícios advindos dos avanços científicos e tecnológicos. Nesse sentido:

> 1. Os benefícios resultantes de qualquer investigação científica e das suas aplicações devem ser partilhados com a sociedade no seu todo e no seio da comunidade internacional, em particular com os países em desenvolvimento. Com vista a dar efectivação a este princípio, os benefícios podem assumir uma das seguintes

formas: (a) assistência especial e sustentável às pessoas e aos grupos que participaram na investigação e expressão de reconhecimento aos mesmos; (b) acesso a cuidados de saúde de qualidade; (c) fornecimento de novos produtos e meios terapêuticos ou diagnósticos, resultantes da investigação; (d) apoio aos serviços de saúde; (e) acesso ao conhecimento científico e tecnológico; (f) instalações e serviços destinados a reforçar as capacidades de investigação; (g) outras formas de benefícios compatíveis com os princípios enunciados na presente Declaração. 2. Os benefícios não devem constituir incitamentos indevidos à participação na investigação[256].

3.2.8. PRINCÍPIO DA PRIVACIDADE E DA CONFIDENCIALIDADE

Outros dois princípios da Bioética são os da privacidade e da confidencialidade, ambos previstos no artigo 9º da Declaração Universal sobre Bioética e Direitos Humanos, segundo o qual:

A vida privada das pessoas em causa e a confidencialidade das informações que lhes dizem pessoalmente respeito devem ser respeitadas. Tanto quanto possível, tais informações não devem ser utilizadas ou difundidas para outros fins que não aqueles para que foram coligidos ou consentidos, e devem estar em conformidade com o direito internacional, e nomeadamente com o direito internacional relativo aos direitos humanos[257].

O direito à privacidade tem status constitucional, segundo o artigo 5º, inciso X. Estabelece a inviolabilidade da intimidade, da vida privada, da honra e da imagem das pessoas. De acordo com André Ramos Tavares: "Pelo direito à privacidade, apenas ao titular compete a escolha de divulgar ou não seu conjunto de dados, informações, manifestações e referências individuais, e, no caso de divulgação, decidir quando, como, onde e a quem"[258].

---

256 Disponível em http://unesdoc.unesco.org/images/0014/001461/146180por.pdf. Acesso em 7 de agosto de 2017.
257 Disponível em http://unesdoc.unesco.org/images/0014/001461/146180por.pdf. Acesso em 7 de agosto de 2017.
258 *Curso de Direito Constitucional*. 10. ed. São Paulo: Saraiva, 2012. p. 675.

Especificamente com relação aos pacientes, a legislação paulista n. 10.241/99, ao dispor sobre os direitos dos usuários dos serviços e das ações de saúde no Estado, prescreve o direito à privacidade dos pacientes.

Importante apresentar o disposto no Parecer n. 43/2004 do Conselho Nacional de Ética para as Ciências da Vida de Portugal a respeito da privacidade individual. Segundo o referido parecer, ela delimita: "uma zona da vida pessoal virtualmente inacessível a qualquer intromissão externa". Divide o termo privacidade em quatro dimensões diferentes: a física, a mental, a decisional, e a informacional. A privacidade física representa "a acessibilidade física limitada, de qualquer tipo, sem consentimento do próprio"; a privacidade mental representa "a restrição de qualquer interferência ilegítima na mente ou na vontade da pessoa"; a privacidade decisional refere-se "à liberdade no campo da escolha individual" e, por fim, a privacidade informacional se alcança por meio "da imposição de limites ao acesso não autorizado a informação de natureza individual"[259].

Diretamente relacionado ao princípio da privacidade está o da confidencialidade, que determina, no âmbito da bioética, o dever de todos os agentes da saúde com o respeito e cumprimento do segredo profissional em relação aos dados pessoais, biológicos e genéticos do paciente. A legislação paulista n. 10.241/99 também estabelece dentre os direitos dos pacientes a confidencialidade de toda e qualquer informação pessoal.

O Código de Ética Médica, por seu turno, prescreve dentre seus princípios fundamentais o dever do médico de: "guardar sigilo a respeito das informações de que detenha conhecimento no desempenho de suas funções, com exceção dos casos previstos em lei". Há ainda o capítulo IX dedicado aos comandos éticos em relação ao sigilo profissional dos médicos[260].

---

259 Parecer n. 43/CNECV/2004. Disponível em http://www.cnecv.pt/admin/files/data/docs/1273057219_P043_ProjLei28IX_InfoGeneticaPessoala.pdf. Acesso em 20 de julho de 2017.
260 Disponível em http://www.portalmedico.org.br/novocodigo/integra_9.asp. Acesso em 24 de julho de 2017.

3.2.9. PRINCÍPIO DA LIBERDADE DE INVESTIGAÇÃO E PRINCÍPIO DA RESPONSABILIDADE

Ambos os princípios, da liberdade de investigação e o da responsabilidade, têm respaldo na Declaração Universal de Bioética e Direitos Humanos. Segundo o preâmbulo do documento internacional, a liberdade de investigação, com vistas ao progresso científico e tecnológico, deve estar a serviço da promoção do bem-estar dos indivíduos, das famílias, dos grupos, das comunidades e da humanidade em geral. Por isso, deve buscar a melhoria e a qualidade de vida, sempre com respeito à dignidade da pessoa humana e aos seus direitos. Reconhece a declaração, outrossim, que os comportamentos científicos e tecnológicos devem sempre atender aos valores da bioética e que a responsabilidade social deve guiar o progresso científico e tecnológico, com vistas a contribuir para a justiça, a equidade e o interesse da humanidade.

A Constituição Federal não trata especificamente da liberdade de investigação e da responsabilidade. Cuida, todavia, detalhadamente, do direito ao desenvolvimento científico, tecnológico e inovação, no capítulo IV, do Título VIII, referente à Ordem Social. É sabido que a garantia da liberdade de investigação leva ao desenvolvimento científico, tecnológico e à inovação. A Constituição, por sua vez, trata da liberdade em si como um direito fundamental, apesar de não fazer menção específica à liberdade de investigação.

No entanto, por meio da interpretação sistemática e teleológica da Lei Maior, estruturada no respeito à dignidade da pessoa humana e na proteção dos direitos humanos, verifica-se que a liberdade de investigação tem respaldo na Constituição quando o desenvolvimento científico, tecnológico e a inovação são focados na pessoa humana, com vistas a sua vida, saúde, qualidade de vida e bem-estar. O lucro e o avanço da ciência por si sós não podem e nem devem ser o objetivo propulsor do desenvolvimento científico e tecnológico, não obstante em algumas situações serem decorrência dessa realidade. Cabe lembrar, também, que o fundamento maior da bioética é o respeito à dignidade da pessoa humana, e consequentemente todos os princípios da bioética devem estar em total sintonia com o respeito aos direitos da pessoa humana.

O princípio da responsabilidade, da perspectiva acima exposta, é uma decorrência do princípio da liberdade de investigação e está diretamente ligado ao princípio da precaução, no sentido de que o desenvolvimento das ciências deve ser realizado com responsabilidade social, sempre focado no bem-estar, na vida e na saúde das pessoas e com mensuração das possíveis consequências danosas às pessoas de forma específica e à humanidade como um todo.

O artigo 14 da Declaração Universal de Bioética e Direitos Humanos cuida da responsabilidade social e da saúde. Nesse sentido, conjuga o princípio da responsabilidade com o da justiça:

> 1. A promoção da saúde e do desenvolvimento social em benefício dos respectivos povos é um objectivo fundamental dos governos que envolve todos os sectores da sociedade. 2. Atendendo a que gozar da melhor saúde que se possa alcançar constitui um dos direitos fundamentais de qualquer ser humano, sem distinção de raça, religião, opções políticas e condição económica ou social, o progresso da ciência e da tecnologia deve fomentar: (a) o acesso a cuidados de saúde de qualidade e aos medicamentos essenciais, nomeadamente no interesse da saúde das mulheres e das crianças, porque a saúde é essencial à própria vida e deve ser considerada um bem social e humano; (b) o acesso a alimentação e água adequadas; (c) a melhoria das condições de vida e do meio ambiente; (d) a eliminação da marginalização e da exclusão, seja qual for o motivo em que se baseiam; (e) a redução da pobreza e do analfabetismo[261].

3.2.10. PRINCÍPIOS DA QUALIDADE DE VIDA E DA SACRALIDADE DA VIDA

O princípio da qualidade de vida está diretamente relacionado ao princípio da beneficência que pressupõe garantir, quando possível, a qualidade de vida do paciente. Preceitua que o valor da vida humana é deter-

---

261 Disponível em http://unesdoc.unesco.org/images/0014/001461/146180por.pdf. Acesso em 7 de agosto de 2017.

minado, também, segundo a capacidade do ser humano de relacionar-se com a vida, por meio da comunicação e da interação com os outros e consigo mesmo, por meio da capacidade de realizar certos objetivos e vivenciar as experiências da vida. Quando tais habilidades não existem, não se justifica mais prosseguir com tratamentos médicos ou intervenções médicas para manutenção da vida[262].

A qualidade de vida de uma pessoa pode ser detectada em vários níveis. Há desde a vida plena e saudável, até a vida com sérios problemas que afetam o bem-estar holístico do indivíduo. Todavia, a qualidade de vida de um ser humano não significa sinônimo de vida plena, com saúde física e psíquica. Os indivíduos com deficiências físicas e psíquicas podem ter razoável qualidade de vida, apesar do sofrimento e das limitações decorrentes das deficiências. As pessoas doentes também podem ter qualidade de vida, mesmo com as limitações que cada enfermidade possa ocasionar. E o respeito ao ser humano e à sua dignidade existe independentemente da sua qualidade de vida[263].

Também é importante ponderar que se analisarmos a realidade brasileira dos mais pobres e também a de muitos países pobres e sem infraestrutura, verificamos que a qualidade de vida, desde o nascimento e ao longo da existência dessas pessoas, é em geral muito precária. Isso não significa que essas pessoas não tenham direito a uma vida digna e que suas vidas não tenham valor. Muito pelo contrário, é papel da sociedade e do Estado proporcionar aos menos afortunados, especialmente os mais vulneráveis, como crianças, idosos e doentes, ampla proteção à sua saúde e ao seu bem-estar.

No entanto, o que se busca discutir neste trabalho é que há determinadas situações, avaliadas por profissionais da saúde, nas quais o ser humano encontra-se, por exemplo, em estado vegetativo persistente, em estado terminal ou em situação de agonia plena na qual não se justifica

---

262 Gisele Mendes de Carvalho. Aspectos Jurídico-Penais da Eutanásia. cit. p. 79.
263 Idem. Ibidem. p. 79-80.

a intervenção da medicina e da tecnologia a ela aliada, exclusivamente para prolongar a vida nessas circunstâncias. Nesse momento, o nível da qualidade de vida do indivíduo vai servir de parâmetro essencial para as decisões éticas e médicas.

A manutenção de um indivíduo vivo, por meio das tecnologias médicas disponíveis, deve servir sempre para o benefício e bem-estar do paciente. Não avaliar a qualidade de vida do indivíduo é ser exclusivamente vitalista, o que ofende a dignidade humana e os direitos do paciente[264]. Ademais, o direito de escolha, baseado no princípio da autonomia, também deve ser ponderado quando o paciente puder se manifestar.

O princípio da sacralidade da vida humana, por seu turno, com origem nas religiões judaica e cristã, estabelece que a vida é um valor absoluto e pertence exclusivamente a Deus. Trata-se da inviolabilidade absoluta da vida que deve ser protegida incondicionalmente. De acordo com o princípio, o ser humano não tem direito sobre a vida própria e alheia e, se houver exceções, estas são concessões de Deus. De acordo com o princípio, os médicos devem utilizar todos os meios disponíveis na medicina para manter a vida humana, em quaisquer circunstâncias[265].

Cabe fazer algumas ponderações para que não se compreendam de forma equivocada os referidos princípios e a nossa posição a respeito do tema. Entendemos que a vida é nosso bem maior. Somente a partir da vida e da sua proteção legal é que os indivíduos podem usufruir de todos os outros direitos, inclusive o direito de escolha em relação aos tratamentos médicos. A Constituição Federal estabelece como regra a inviolabilidade do direito à vida. Isso significa que a regra é a preservação da vida.

No entanto, o que se busca discutir nesta obra, e que tem relação direta com os referidos princípios, é que em algumas situações específicas o objetivo não é – e jamais poderia ser – "matar alguém". Muito pelo contrário, o objetivo é proporcionar ao indivíduo um final de vida digno, um

---

264 Gisele Mendes de Carvalho. *Aspectos Jurídico-Penais da Eutanásia.* cit. p. 79-80.
265 Idem. Ibidem. p. 80-81.

morrer em paz. Todavia, no nosso entender, o princípio da sacralidade da vida nem sempre contribui para a morte digna, por defender que a vida deve ser preservada em toda e qualquer circunstância.

O debate desse tema tem, muitas vezes, se polarizado. Por um lado, há os que defendem a bandeira "pró-vida", e a proteção da vida em toda e qualquer circunstância, e os que defendem a bandeira "pró-liberdade de escolha", com a liberdade de escolha baseada na qualidade de vida. Pensamos que a discussão não deve ficar baseada nos extremos. Há alguns pontos que precisam ser enfrentados nessa discussão para que não se negligencie o enfrentamento de questão tão importante na sociedade atual, ou seja, o morrer com dignidade. Não se pode aceitar o reducionismo ético de ser a favor ou contra a eutanásia, a ortotanásia e a distanásia.

Os defensores da sacralidade da vida alegam que os defensores da qualidade de vida defendem um modelo utilitarista que atenta contra a vida. Em algumas situações, essa realidade pode ser mesmo verdadeira, e, por isso, é importante que a avaliação médica e ética seja feita com base em todos os princípios da bioética, com vistas a se chegar a decisões ponderadas, que atendam ao bem-estar do paciente e que estejam em consonância com seus direitos.

Outro cuidado que se deve ter nesse discussão é compreender equivocadamente que uma vida sem qualidade não merece ser vivida. Em primeiro, é precisar expor que "qualidade de vida" não se define de forma precisa e absoluta. Sua determinação pode depender de vários critérios, que envolvem valores pessoais, espirituais, culturais e sociais. Ademais, a compreensão de que a "vida sem qualidade", de certa perspectiva, é uma vida que não vale a pena ser vivida pode levar a posturas discriminatórias e até genocidas.

Não é nesse âmbito, é claro, que se coloca o princípio da qualidade de vida para a bioética. Quando se aborda a falta de qualidade de vida, especialmente para os doentes terminais e incuráveis, acometidos de profunda dor, o objetivo do princípio é exatamente proporcionar a eles mais conforto, menos dor, mais assistência médica, mais amparo psíquico e espiritual, com vistas ao morrer em paz. Quando se chega à realidade na qual não há mais o que fazer no plano do curar, o papel dos agentes da saúde são os cuidados paliativos para que o indivíduo morra em paz, no seu tempo e com dignidade.

O que o princípio da qualidade de vida não aceita é a distanásia, com uma postura exclusivamente vitalista. A presunção absoluta da vida humana, nessas circunstâncias, desrespeita os direitos dos doentes incuráveis e terminais. A relativização do direito à vida, como base do princípio da qualidade de vida, não tem – e nem poderia ter – o objetivo de banalizar a existência humana. Ao contrário, ao se deparar com realidades tão complexas e dolorosas, visa a preservar o bem-estar holístico do ser humano no período em que se aproxima da morte. Os cuidados paliativos têm o propósito de proteger a vida de outra perspectiva, ou seja, no morrer em paz, mas com a aceitação da morte como um processo natural.

Também é importante lembrar que a discussão dos princípios da bioética, mas em especial dos princípios da qualidade de vida e da sacralidade, precisam ser realizados no âmbito do Estado laico. Não obstante, todas as religiões e formas de conceber a vida e a existência humana devam ser igualmente respeitadas, os fundamentos religiosos não podem mais determinar as normas jurídicas em razão da secularização do Estado, o que está expresso na Constituição de 1988.

3.3. ASPECTOS DA ÉTICA MÉDICA

O fenômeno da medicalização da vida, e que possibilita abreviá-la ou prolongá-la demasiadamente, muitas vezes tem tornado o processo de morte um caminho longo, sofrido e angustiante. A partir desse ponto, a primeira importante questão a ser levantada é sobre os limites da atuação médica, assim como dos profissionais da saúde, nas situações em que os doentes apresentam doença terminal, crônica ou estado vegetativo persistente, acompanhado de sofrimento físico, psíquico e espiritual.

O homem é um ser finito. A nós não foi dada a imortalidade. Segundo Luís Roberto Barroso e Letícia de Campos Velho Martel:

> A finitude da vida e a vulnerabilidade do corpo e da mente são signos da nossa humanidade, o destino comum que iguala a todos. Representam, a um só tempo, mistério e desafio. Mistério, pela incapacidade humana de compreender em plenitude o processo da existência. Desafio, pela ambição permanente de domar a morte e prolongar a sobrevivência. A ciência e a medicina expandiram os limites da vida em todo o mundo. Porém, o humano está para a morte. A mortalidade não tem cura. É nessa confluência entre a vida e a morte, entre o conhecimento e o desconhecido, que se originam muitos dos medos contemporâneos. Antes, temiam-se as doenças e a morte. Hoje, temem-se, também, o prolongamento da vida em agonia, a morte adiada, atrasada, mais sofrida. O poder humano sobre Tanatos[266].

Até um momento relativamente recente na história da humanidade, a morte natural causada por velhice ou doença fugia ao controle do médico. Por isso, muitas das dúvidas que surgem na discussão sobre eutanásia, a ortotanásia e a distanásia são resultado do crescente poder de interferência da medicina sobre os processos ligados à morte.

Não faz tanto tempo, o papel do médico diante das doenças muito graves e diagnosticadas como "sem cura" era acompanhar o paciente nas fases avançadas de sua enfermidade, aliviando-lhe a dor e tornando sua sobrevida o mais confortável possível. Com a modernização da medicina, novas atitudes e abordagens diante da morte e do doente terminal emergiram. A medicina, apoiada no tecnicismo, permitiu técnicas inovadoras para o diagnóstico, tratamento e procedimentos capazes de, não somente curar, mas prolongar a vida do paciente. Nesse sentido, a ortotanásia teria como grande objetivo proteger a dignidade da pessoa, eliminando o

---

266 *Dignidade e Autonomia Individual no Final da Vida*. Disponível em http://www.conjur.com.br/2012-jul-11/morte-ela-dignidade-autonomia-individual-final-vida#_ftn6. Acesso em 7 de agosto de 2017.

sofrimento e a dor[267]. Nas palavras de Luís Roberto Barroso e Letícia de Campos Velho Martel:

> É precisamente no ambiente da morte com intervenção que cabe discutir a visão da dignidade que impõe ao indivíduo a vida como um bem em si. Como intuitivo, não se está aqui diante de uma situação banal, temporária ou reversível, na qual um indivíduo decide morrer e outros se omitem em evitar ou prestam-lhe auxílio. Justamente ao contrário, trata-se de pessoas que, em condições nada ordinárias, reclamam a possibilidade de renunciar a intervenções médicas de prolongamento da vida. Ou, em outros casos, de optar pela abreviação direta da vida, por ato próprio ou alheio, por estarem acometidos de doenças terminais extremamente dolorosas ou por enfermidades degenerativas que conduzem à perda paulatina da independência. Nessas situações extremas, aparecem outros direitos e interesses que competem com o direito à vida, impedindo que ele se transforme em um insuportável dever à vida. Se, em uma infinidade de situações, a dignidade é o fundamento da valorização da vida, na morte com intervenção as motivações se invertem[268].

Segundo o artigo 16 do Código de Deontologia Médica de 1931: "o médico não aconselhará nem praticará, em caso algum, a eutanásia". Em seguida, afirma que o médico tem o direito e o dever de aliviar o sofrimento, "mas esse alívio não pode ser levado ao extremo de dar a morte por piedade". A partir do Código de Deontologia Médica de 1945 (artigo 4º. 5), os códigos brasileiros de ética médica não mais utilizam o termo eutanásia, porém continuam reprovando atitudes que tenham o mesmo fim.

Observa-se que o referido Código de 1931, também em seu artigo 16, estabelecia que "um dos propósitos mais sublimes da medicina é sempre conservar e prolongar a vida", o que poderia justificar o entendimento de que o médico deveria dar o máximo de vida em termos

---

267 Leonard M. Martin (1998). Eutanásia e Distanásia. In: *Iniciação à Bioética* – Publicação do Conselho Federal de Medicina. Disponível em: http://www.portalmedico.org.br/include/biblioteca_virtual/bioetica/PartelIIeutanasia.htm. Acesso em 11 de agosto de 2017.
268 Luís Roberto Barroso e Letícia de Campos Velho Martel. *Dignidade e Autonomia Individual no Final da Vida.* Disponível em http://www.conjur.com.br/2012-jul-11/morte--ela-dignidade-autonomia-individual-final-vida#_ftn6. Acesso em 7 de agosto de 2017.

quantitativos ao seu paciente, justificando-se eticamente a adoção da obstinação terapêutica.

É certo que, a essa época, ainda não se conhecia o conceito de ortotanásia, trazido pelo professor Jacques Roskam, em 1950, no Primeiro Congresso Internacional de Gerontologia. Também não havia um conceito de bioética, que surgiu pela primeira vez na década de 1970, com destaque à obra "Bioethics: a bridge to the future" de Van Rensselder Potter, e que a alçava à categoria de uma nova disciplina, que permitiria ao ser humano melhorar sua qualidade de vida, mediante a participação ativa na evolução biológica e na preservação da harmonia universal[269].

Mirta Videla ressalta que o marco referencial da bioética foi *"La Teoria de los Cuatro Principios"*, formulados em 1979, por Tom Beauchamps e James Childress, quais sejam: autonomia, beneficência, não maleficência e justiça[270]. Esses princípios da bioética, já analisados na presente obra, acabaram sendo incorporados no Código de Ética Médica de 1988, que estabelecia a saúde da pessoa como o alvo da atenção do médico, o qual deveria sempre agir em benefício de seu paciente, jamais utilizando de seus conhecimentos para gerar sofrimento físico ou moral e respeitando o direito do paciente de decidir livremente sobre si próprio e seu bem-estar.

No Código de Ética Médica de 1988, o artigo 6º deu continuidade a esta tradição, afirmando claramente a preocupação com o valor da vida humana ao prescrever que:

> O médico deve guardar absoluto respeito pela vida humana, atuando sempre em benefício do paciente. Jamais utilizará seus conhecimentos para gerar sofrimento físico ou moral, para o extermínio do ser humano ou para permitir e acobertar tentativa contra sua dignidade e integridade.

Os artigos 49 e 50 do referido Código de 1988 proibiam que o médico participasse ou fornecesse meios para a prática de tortura ou de

---

269 Luciano de Freitas Santoro. *Morte Digna: O Direito do Paciente Terminal.* cit. p. 132 e Gisele Mendes de Carvalho. *Aspectos Jurídico-Penais da Eutanásia.* cit. p. 74.
270 Mirta Videla. *Los Derechos Humanos en la Bioética: Nascer, Vivir, Enfermar y Morir.* Buenos Aires: Ad-Hoc, 1999. p. 206.

outras formas de procedimento degradantes, desumanas ou cruéis. O artigo 54 ainda vedava ao médico fornecer meio, instrumento, substância, conhecimentos ou participar, de qualquer maneira, da execução de pena de morte.

De acordo com o artigo 66 do Código de 1988, era vedado ao médico: "Utilizar, em qualquer caso, meios destinados a abreviar a vida do paciente, ainda que a pedido deste ou de seu responsável legal". Esse Código de Ética Médica definia, como objetivo da medicina, a atenção à saúde e ao bem-estar global do indivíduo e não apenas o prolongamento do tempo de vida. Paralelamente a isso, seu artigo 6° prescrevia que o médico deveria guardar absoluto respeito pela vida humana. Desta sorte, é possível concluir que se encontravam vedadas eticamente as práticas de homicídio eutanásico (pela eutanásia ativa direta e pela eutanásia passiva), de suicídio assistido e de distanásia.

Em 17 de setembro de 2009, o Conselho Federal de Medicina, por meio da Resolução n. 1.931, aprovou um novo Código de Ética Médica. A partir de 13 de abril de 2010, passou a vigorar no Brasil o sexto Código de Ética Médica, revisado após mais de 20 anos de vigência do Código anterior. Dentre outras coisas, reforça o caráter antiético da distanásia, entendida como o prolongamento artificial do processo de morte, com sofrimento do doente, sem perspectiva de cura ou melhora.

Com relação às vedações éticas à eutanásia, ao suicídio assistido e à obstinação terapêutica, o novel Código manteve idêntico entendimento do anterior, porém bem mais contundente.

O novo Código passa a dar, nesse momento, mais atenção ao conceito de cuidados paliativos. Considerando a atualidade da discussão em torno desses temas tão controvertidos – eutanásia, ortotanásia e distanásia –, o novo Código de Ética proclama, no inciso XXII do Capítulo I (Princípios Fundamentais), que "nas situações clínicas irreversíveis e terminais, o médico evitará a realização de procedimentos diagnósticos e terapêuticos desnecessários e propiciará aos pacientes sob sua atenção todos os cuidados paliativos apropriados". O novo Código entende a ortotanásia como conduta ética e que deve ser praticada pelos médicos, assim como estabelece que o médico não deve praticar a distanásia.

O artigo 41, ao cuidar da relação do médico com o paciente e os familiares, expõe que é vedado ao médico: "Abreviar a vida do paciente, ainda que a pedido deste ou de seu representante legal". Em seguida, o parágrafo único prescreve que:

> Nos casos de doença incurável e terminal, deve o médico oferecer todos os cuidados paliativos disponíveis sem empreender ações diagnósticas ou terapêuticas inúteis ou obstinadas, levando sempre em consideração a vontade expressa do paciente ou, na sua impossibilidade, a de seu representante legal[271].

O órgão da classe médica brasileiro seguiu a esteira da Associação Médica Mundial, que de há muito, desde o surgimento de movimentos mundiais para legalização da eutanásia e do suicídio assistido, vem manifestando-se contrariamente a essas práticas, assim como à obstinação terapêutica. Seguindo os preceitos da bioética, a Associação Médica Mundial posiciona-se contrária à eutanásia e à distanásia e favorável à ortotanásia[272].

Na 35ª Assembleia Médica Mundial, a obstinação terapêutica foi definida como um tratamento extraordinário do qual ninguém pode esperar qualquer tipo de benefício para o paciente, razão pela qual se entende que o médico deve abster-se de praticar o encarniçamento terapêutico de seu paciente[273].

Na 38ª Assembleia Médica Mundial, foi adotada a Declaração da Associação Médica Mundial sobre a Eutanásia, oportunidade em que se ressaltou a vedação ética à eutanásia. Ficou consignado que:

---

271 Conselho Federal de Medicina - Código de Ética Médica 2010. Disponível em http://www.portalmedico.org.br/novocodigo/integra.asp. Acesso em 7 de agosto de 2017.

272 Luciano de Freitas Santoro. *Morte Digna: O Direito do Paciente Terminal*. cit. p. 131-137.

273 Disponível em http://www.unav.es/cdb/ammvenecia2.html. Acesso em 23 de setembro de 2017.

La eutanasia, es decir, el acto deliberado de poner fin a la vida de un paciente, aunque sea por voluntad propia o a petición de sus familiares, es contraria a la ética. Ello no impide al médico respetar el deseo del paciente de dejar que el proceso natural de la muerte siga su curso en la fase terminal de su enfermedad[274].

Na 44ª Assembleia Médica Mundial, a Associação Médica Mundial manifestou-se contrariamente ao suicídio assistido, porém posicionou-se no sentido de que o médico deve respeitar o direito do paciente de recusar um tratamento, ainda que o leve à morte[275].

E na 53ª Assembleia Médica Mundial, realizada em Washington, nos Estados Unidos, em 2002, a Associação Médica Mundial conclamou a todas as associações médicas nacionais e aos médicos "*a abstenerse de participar en la eutanasia, incluso si está permitida o despenalizada por la legislación nacional, bajo ciertas condiciones*"[276].

No cenário nacional, o Conselho Federal de Medicina editou a Resolução n. 1.805 de 28 de novembro de 2006, regulamentando eticamente a ortotanásia no Brasil. Segundo seu artigo 1º:

> É permitido ao médico limitar ou suspender procedimentos e tratamentos que prolonguem a vida do doente em fase terminal, de enfermidade grave e incurável, respeitada a vontade da pessoa ou de seu representante legal. §1º: O médico tem a obrigação de esclarecer ao doente ou a seu representante legal as modalidades terapêuticas adequadas para cada situação. §2º: A decisão referida no caput deve ser fundamentada e registrada no prontuário. §3º: É assegurado ao doente ou a seu representante legal o direito de solicitar uma segunda opinião médica.

O artigo 2º da referida resolução, por seu turno, prescreve que: "O doente continuará a receber todos os cuidados necessários para aliviar

---

274 Disponível em https://www.wma.net/es/policies-post/resolucion-de-la-amm-sobre--la-eutanasia/. Acesso em 23 de setembro de 2017.

275 "*El suicidio con ayuda médica, como la eutanasia, es contrario a la ética y debe ser condenado por la profesión médica. Cuando el médico ayuda intencional y deliberadamente a la persona a poner fin a su vida, entonces el médico actúa contra la ética. Sin embargo, el derecho de rechazar tratamiento médico es un derecho básico del paciente y el médico actúa éticamente, incluso si al respetar ese deseo el paciente muere*". Disponível em https://www.wma.net/es/policies-post/declaracion-de-la-amm--sobre-el-suicidio-con-ayuda-medica/. Acesso em 23 de setembro de 2017.

276 Disponível em https://www.wma.net/es/policies-post/resolucion-de-la-amm-sobre--la-eutanasia/. Acesso em 23 de setembro de 2017.

os sintomas que levam ao sofrimento, assegurada a assistência integral, o conforto físico, psíquico, social e espiritual, inclusive assegurando-lhe o direito da alta hospitalar".

A Resolução n. 1.805/2006 do Conselho Federal de Medicina encontra-se plenamente amparada pela Constituição Federal de 1988, ao possibilitar a morte digna, consubstanciada na ortotanásia e ao vedar a distanásia, também conhecida como obstinação terapêutica, e que leva ao sofrimento físico e moral injustificado do paciente. Enquanto a ortotanásia respeita o fundamento maior da bioética, que é o respeito à dignidade da pessoa humana, assim como seus princípios, a distanásia não respeita o fundamento e os princípios da bioética.

Isso porque o médico deve sempre agir em benefício do paciente de acordo com o princípio da beneficência. Deve, outrossim, observar o princípio da não maleficência, ao abster-se de realizar condutas que causem dano intencional ao paciente. Juntamente com os princípios da beneficência e da não maleficência, o médico deve adotar o princípio da autonomia e respeitar a decisão do paciente, nas situações que lhe são permitidas[277].

O Código de Ética Médica, ao disciplinar a relação médico-paciente, estabelece no capítulo IV, intitulado "Direitos Humanos", várias vedações ao médico. Dentre elas: "Deixar de obter consentimento do paciente ou de seu representante legal após esclarecê-lo sobre o procedimento a ser realizado, salvo em caso de risco iminente de morte"; "Tratar o ser humano sem civilidade ou consideração, desrespeitar sua dignidade ou discriminá-lo de qualquer forma ou sob qualquer pretexto"; e "Deixar de garantir ao paciente o exercício do direito de decidir livremente sobre sua pessoa ou seu bem-estar, bem como exercer sua autoridade para limitá-lo". Estabelece também que é vedado: "Deixar de denunciar prática de tortura ou de procedimentos degradantes, desumanos ou cruéis, praticá-las, bem

---

277 Luciano de Freitas Santoro. *Morte Digna: Morte Digna: O Direito do Paciente Terminal*, cit. p. 97-105 e 128-132.

como ser conivente com quem as realize ou fornecer meios, instrumentos, substâncias ou conhecimentos que as facilitem".

O médico tem o dever de prestar todas as informações do quadro diagnóstico do paciente para que ele possa decidir livremente sobre si e o seu bem-estar. Seu direito de consentir ou de recusar os procedimentos propostos deve ser garantido, com respeito ao princípio da autonomia. As informações prestadas devem ser claras e precisas, e o médico deve certificar-se de que foram compreendidas pelo paciente. A autonomia do paciente também o legitima a renunciar ser informado a respeito do seu diagnóstico e prognóstico. Nesse contexto, o testamento vital pode ser instrumento eficaz na garantia dos direitos humanos do paciente.

3.4. CUIDADOS PALIATIVOS:
UMA VISÃO HOLÍSTICA DO PACIENTE

O termo "cuidados paliativos" apresenta nova vertente para o enfrentamento da morte e dos cuidados necessários ao ser humano nesse período. Baseia-se na "ética do cuidar". O termo paliativo deriva do latim "*pallium*", que significa "manto". Nas palavras de Leo Pessini e Christian de Paul de Barchifontaine: "Esta etimologia aponta para a essência dos cuidados paliativos: aliviar os efeitos das doenças incuráveis, ou prover um manto para aqueles que passam frio, porque estes não podem mais ser ajudados pela medicina curativa"[278].

A mitologia e as fábulas apresentam riqueza ímpar porque sempre nos ajudam a nos compreender melhor, tanto em nossa singularidade quanto a nós como seres sociais e culturais. Nesse sentido, cabe lembrar a Fábula do Mito do Cuidado de Higino. Ela aborda mitologicamente a condição humana da mortalidade junto com a ideia da relação intrínseca entre cuidar e viver:

---

278 *Problemas Atuais de Bioética*. cit. p. 478.

Certo dia, ao atravessar um rio, Cuidado viu um pedaço de barro. Logo teve uma ideia inspirada. Tomou um pouco do barro e começou a dar-lhe forma. Enquanto contemplava o que havia feito, apareceu Júpiter. Cuidado pediu-lhe que soprasse espírito nele. O que Júpiter fez de bom grado. Quando, porém, Cuidado quis dar um nome à criatura que havia moldado, Júpiter o proibiu. Exigiu que fosse imposto o seu nome. Enquanto Júpiter e Cuidado discutiam, surgiu, de repente, a Terra. Quis também ela conferir o seu nome à criatura, pois fora feita de barro, material do corpo da Terra. Originou-se então uma discussão generalizada. De comum acordo pediram a Saturno que funcionasse como árbitro. Este tomou a seguinte decisão que pareceu justa: "Você, Júpiter, deu-lhe o espírito; receberá, pois, de volta este espírito por ocasião da morte dessa criatura. Você, Terra, deu-lhe o corpo; receberá, portanto, também de volta o seu corpo quando essa criatura morrer. Mas como você, Cuidado, foi quem, por primeiro, moldou a criatura, ficará sob seus cuidados enquanto ela viver. E uma vez que entre vocês há acalorada discussão acerca do nome, decido eu: esta criatura será chamada Homem, isto é, feita de húmus, que significa terra fértil[279].

Observa-se que na disputa entre Cuidado, Júpiter e Terra sobre quem daria nome à "criatura", a decisão fica a cargo de Saturno, deus do tempo. Esse deus tornou a criatura "ser humano" temporal, finito, mortal. De acordo com Alexandre Costa, ao analisar a fábula: "Paradoxalmente, o tempo, esse tambor da morte a ditar o seu ritmo, é também a vida. Vida e morte encontram-se na temporalidade"[280].

O ser humano cuida porque tem consciência da sua mortalidade, ou seja, da sua temporalidade e humanidade. Cuida de si e do outro. Segundo o referido autor, o cuidado:

(...) é a nossa arte contra a morte. Por isso, o homem é e ao mesmo tempo existe num mundo em que desfila os seus paradoxos, a sua ambiguidade inevitável, as suas insuperáveis contradições. O homem passeia pelo mundo, gozando a duração de sua vida sob a qualidade de artista: um artista cujas artes são todas um zelo pela vida. Com elas ele cuida da sua vitalidade e também da sua vivência,

---

279 Disponível em http://www.revistaea.org/pf.php?idartigo=214. Acesso em 12 de agosto de 2017.
280 Alexandre Costa. A Fábula de Higino em Ser e Tempo: das Relações entre Cuidado, Mortalidade e Angústia. In: *Por uma Ética do Cuidado*. Organização de Marisa Schargel Maia. Rio de Janeiro: Garamond, 2009. p. 30.

o desejo, talvez insano, de inventar uma felicidade possível, de emprestar, enfim, felicidade e bem-estar a uma vida mortal e que, sendo mortal, sempre já é uma frustração e sempre já nos revela o desagradável, a contradição[281].

A demanda por cuidados paliativos tende a crescer cada vez mais não só no Brasil, mas no mundo como um todo, em razão do aumento da expectativa de vida e das doenças que se manifestam com o envelhecimento. Hoje, há a possibilidade de se viver mais e melhor. Por isso, a população mais idosa vem aumentando significativamente no mundo todo. A longevidade aumenta a incidência de várias doenças, cada uma com suas complexidades e demandas, inclusive econômicas. Nesse cenário, o Brasil será em 2020 o sexto maior país em população idosa do mundo[282].

O *ethos* dos cuidados paliativos é o tratamento amplo, ou seja, o cuidado e o amparo ao paciente em todos seus aspectos, seja físico, psíquico, moral e espiritual. Nessa nova concepção, a morte não é mais encarada como um fracasso médico, mas como um processo que precisa ser enfrentado pelos profissionais da saúde e pelos familiares com o máximo de cuidado e respeito ao paciente.

Segundo o *Global Atlas of Palliative Care at the End of Life*, da Organização Mundial de Saúde, os cuidados paliativos são considerados direitos humanos. Tal ideia vai de encontro ao defendido neste trabalho. Expõe o Atlas que:

> (...) o acesso a cuidados paliativos, incluindo o acesso ao alívio da dor, é um direito humano. É altamente eficaz no alívio da dor e do sofrimento de pessoas que vivem com uma doença limitante e para as pessoas que são afetadas por este fato, aumentando amplamente a habilidade de viver ao máximo até o fim da vida. Com uma população mundial cada vez mais longeva e uma incidência cada vez maior de doenças transmissíveis e não-transmissíveis, a necessidade de cuidados

---

281 Alexandre Costa. A Fábula de Higino em Ser e Tempo: das Relações entre Cuidado, Mortalidade e Angústia. In: *Por uma Ética do Cuidado*. cit. p. 44.

282 Maria Julia Kovacs. *A caminho da morte com dignidade no século XXI*. Disponível em http://www.scielo.br/scielo.php?script=sci_arttext&pid=S1983-80422014000100011. Acesso em 12 de agosto de 2017.

paliativos vem aumentando. Mesmo assim, milhões de pessoas no mundo inteiro não têm acesso a este tipo de cuidado, causando um grave sofrimento[283].

Essa visão ampla de saúde, com base na atual concepção da Organização Mundial de Saúde, que a compreende como o bem-estar holístico do ser humano, e não como ausência de doença, mostra que os cuidados paliativos devem ingressar na área médica também como cuidados regulares com a saúde dos pacientes terminais e incuráveis. No entanto, na desatualizada concepção de saúde, pautada na premissa de saúde simplesmente como "ausência de doença", e ainda muito arraigada na cultura ocidental, é incoerente conceber o doente crônico ou terminal como alguém que pode ter sua saúde cuidada. Até porque se compreende que ele não tem qualquer saúde.

Todavia, com base na referida visão holística de saúde, os doentes crônicos e terminais também podem e devem ter sua saúde preservada e cuidada, segundo suas realidades, limites, carências e necessidades, para garantir-lhes bem-estar físico, psíquico, social, espiritual e religioso – para os que creem – e assim poderem morrer em paz e com dignidade. A morte poderá ser mais tranquila porque haverá um conjunto de profissionais atuando em prol do bem-estar e saúde do paciente que não pode mais ser curado, mas pode e precisa ser cuidado[284]. Acrescenta Leo Pessini e Christian de Paul de Barchifontaine que:

> Estas exigências éticas têm em comum procurar promover o bem-estar global do doente terminal e consequentemente sua saúde enquanto morre. Este bem-estar global inclui muito mais que simplesmente morrer sem dor. Vai muito além do bem-estar físico; insistimos que a saúde abrange também o bem-estar mental,

---

283 *"Access to palliative care, including access to pain relief, is a human right. It is highly effective at relieving the pain and suffering of people living with and affected by life-limiting illness, greatly enhancing their ability to live to the fullest up until the end of life. With an ageing world population and ever-increasing incidence of communicable and non-communicable diseases, the need for palliative care is increasing. Yet, millions of people worldwide cannot access this type of care, resulting in grave suffering".* Disponível em http://www.who.int/cancer/publications/palliative-care-atlas/en/. Capítulo 7. p. 71. Acesso em 19 de fevereiro de 2014.

284 *Problemas Atuais de Bioética.* cit. p. 532.

social e religioso. Não basta morrer sem dor. É bom, também, morrer reconciliado consigo mesmo, com as pessoas ao seu redor, com seu mundo e, para quem possui fé, com seu Deus. As fases do morrer são a última oportunidade de vivenciar a experiência de amar e ser amado e, no fundo, a ortotanásia não é outra coisa a não ser morrer saudavelmente, cercado de amor e carinho, amando e sendo amado[285].

Cabe destacar que os cuidados paliativos não visam nem a acelerar nem a adiar a morte. Eles propõem cuidar de forma plena do paciente para que ele morra em paz e no momento natural da sua morte. Referidos cuidados também são destinados à família dos pacientes e por isso englobam cuidados que integram o suporte psicológico e espiritual, quando demandado. Nas palavras de Maria Julia Kovacs, ao analisar a morte digna:

> Para se ter dignidade é fundamental: ter conhecimento da aproximação da morte, controle; intimidade e privacidade; conforto para sintomas incapacitantes; escolha do local da morte; ter informação, esclarecimento, apoio emocional e espiritual; acesso a cuidados paliativos; pessoas com quem compartilhar; acesso às DAV, poder decisório e poder se despedir; partir sem impedimentos. É a possibilidade de recuperar aspectos da morte domada como evento natural e com pessoas significativas[286].

Para que os cuidados paliativos sejam eficazes, é preciso que haja integração do sistema de saúde, uma vez que vários profissionais dessa área, como médicos, enfermeiros, psicólogos, assistentes sociais, e fisioterapeutas, dentre outros, deverão trabalhar em equipe, com o propósito de proporcionar ao paciente a melhor qualidade de vida no processo de morrer. Trata-se de grande desafio, especialmente em países como o Brasil, no qual há profundas desigualdades sociais e um sistema de saúde com problemas complexos.

Nesse sentido, o continente europeu está mais avançado que a América Latina. O Conselho da Europa, por meio da Comissão de Ministros, aprovou, em 12 de novembro de 2003, a Recomendação n. 24, sobre a

---

285 *Problemas Atuais de Bioética*. cit. p. 535.
286 *A caminho da morte com dignidade no século XXI*. Disponível em http://www. scielo.br/scielo.php?script=sci_arttext&pid=S1983-80422014000100011. Acesso em 12 de agosto de 2017.

organização dos cuidados paliativos no contexto dos Estados membros da União Europeia. Parte do pressuposto do respeito à dignidade do paciente terminal e com doenças avançadas, assim como do respeito e da preservação do seu bem-estar e saúde. Considera que os cuidados paliativos são parte integral do sistema de saúde, responsabilidade do Estado e direito do cidadão. Por isso, devem ser disponibilizados a todos que necessitam. Dentre as medidas recomendadas estão a elaboração de leis para estabelecer políticas públicas nacionais para a implementação dos cuidados paliativos, assim como a cooperação entre os países. Também se recomenda a promoção de redes internacionais entre organizações, instituições de pesquisa e outras entidades atuantes na seara dos cuidados paliativos[287].

Os pacientes terminais, com doenças incuráveis e avançadas, devem ter seus direitos igualmente resguardados. Quando houver recusa de tratamento, o exercício desse direito não pode, em hipótese alguma, representar diminuição da qualidade dos cuidados paliativos. Eles têm o direito ao respeito a sua dignidade de pessoa humana e a todo amparo, conforto, assim como a diminuição e controle da dor, na medida do possível. Nessa perspectiva de dar maior conforto, proteção e auxílio ao paciente se encontra a ética do cuidar[288].

É preciso nos render à nossa condição de seres mortais e usar a tecnologia na área médica a favor do bem-estar holístico do ser humano. A tecnologia em si é apenas uma ferramenta. A questão é saber como e quando usá-la. Sabemos que com os avanços técnico-científicos podemos nos curar de uma doença classificada como mortal, mas não podemos vencer nossa condição de seres mortais. Com a concepção equivocada de que a morte é um "fracasso", o morrer se torna um problema de difícil enfrentamento, repleto de conflitos, incertezas e angústias.

É claro que enfrentar a morte não é demanda fácil. No entanto, fazer uso da tecnologia em prol da absolutização da preservação da vida em

---

287 *Problemas Atuais de Bioética*. cit. p. 475-476.
288 Idem. Ibidem. p. 483-484.

condições inaceitáveis, ao buscar adiar o inevitável, vem gerando mais dor e sofrimento ao ser humano do que possibilitando um morrer em paz. Por isso, em razão de uma realidade imodificável, o ideal é que a morte e seu processo sejam aceitos e respeitados como naturais, o que torna seu enfrentamento mais suave, dentro das possibilidades reais do existir humano[289].

Nesse sentido, a distanásia é considerada conduta antiética. O prefixo grego *dys* significa "ato defeituoso", ou seja, a distanásia configura o prolongamento excessivo do processo de morte do paciente. Os médicos não devem aplicar tratamentos extraordinários, diante de um processo irreversível, ou seja, sem cura, e que leva o paciente a maior sofrimento e dor. Os pacientes, dessa perspectiva, também têm o direito de recusar determinados tratamentos médicos, quando inúteis, excessivos e dolorosos, e que levam exclusivamente ao prolongamento quantitativo da vida[290].

A medicina precisa nos possibilitar viver o mais plenamente possível uma vida mortal e não imortal. Segundo Leo Pessini e Christian de Paul de Barchifontaine: "Se o objetivo primeiro da medicina é a preservação e a restauração da saúde, a morte deveria ser entendida e esperada como o último resultado desse esforço, implícito e inerente desde o começo"[291]. Acrescentam os autores que:

> A única questão a ser colocada é quando e como, e não se, vamos morrer. Se a morte é parte do ciclo da vida humana, então cuidar do corpo que está morrendo deve ser parte integral dos objetivos da medicina. A morte é o foco em torno do qual os cuidados médicos deveriam se direcionar desde o início no caso de doença séria, declínio das capacidades físicas e mentais, tais como resultado da idade ou doença[292].

O melhor caminho é o dos cuidados com a saúde e bem-estar da pessoa doente. O olhar deve ser centrado na pessoa e não na doença. Devem-se aceitar as etapas da vida e a morte como parte da condição humana. Esse entendimento permite construir uma relação mais próxima, respeitável,

---

289 *Problemas Atuais de Bioética*. cit. 465 e seguintes.
290 Idem. Ibidem. p. 541-543.
291 Idem. Ibidem. p. 545.
292 Idem. Ibidem. p. 545.

sincera e acolhedora entre médico e paciente. Não se pode esquecer que o paciente é sempre alguém que se encontra em uma situação de vulnerabilidade[293]. Segundo essa concepção dos cuidados paliativos, é importante deixar muito claro que qualquer postura do médico no sentido de descuidar, abandonar ou negligenciar o cuidado devido com o paciente pode gerar responsabilidade jurídica tanto no âmbito civil quanto penal.

No contexto de bem-estar holístico dos pacientes terminais e incuráveis, importante refletir a respeito da diferença entre dor e sofrimento e suas consequências. Explicam Leo Pessini e Christian de Paul de Barchifontaine que:

> Existe um momento na doença crônica em que a impotência torna-se mais intolerável que a dor. Neste ponto aparece a diferença entre dor e sofrimento. Nem sempre quem está com dor sofre. O sofrimento é uma questão pessoal. Está ligada aos valores da pessoa. Por exemplo, duas pessoas podem ter a mesma condição física, mas somente uma delas pode estar sofrendo com isso. A palavra dor deve ser usada para a percepção de um estímulo doloroso na periferia ou no sistema nervoso central, associada com uma resposta efetiva. (...) A diferença entre dor e sofrimento tem um grande significado quando temos de lidar com a dor em pacientes terminais. Um dos principais perigos em negligenciar essa distinção no contexto clínico é a tendência de os tratamentos se concentrarem somente nos sintomas físicos, como se apenas eles fossem fonte de angústia para o paciente. Além disso, nos permite continuar agressivamente com tratamentos médicos fúteis, na crença de que enquanto o tratamento protege os pacientes da dor física, protege de todos os outros aspectos também. Em outras palavras, a distinção nos obriga a perceber que a disponibilidade de tratamento da dor em si não justifica a continuação de cuidados médicos fúteis. A continuação de tais cuidados pode simplesmente impor mais sofrimentos para o paciente terminal[294].

Também é importante apontar que os cuidados paliativos são a princípio pensados e focados nos pacientes terminais. No entanto, estudos mais recentes demonstraram a importância e os excelentes resultados obtidos também quando aplicados no estágio inicial de determinadas enfermidades.

---

293 *Problemas Atuais de Bioética*. cit. p. 548
294 Idem. Ibidem. p. 555-556.

Nesse sentido, são os resultados dos cuidados paliativos no tratamento de algumas doenças, como o carcinoma de pulmão de células não pequenas.

Segundo o estudo intitulado Early Palliative Care for Patients with Metastatic Non-Small-Cell Lung Cancer, publicado no *The New England Journal of Medicine*, os cuidados paliativos, quando oferecidos precocemente, proporcionam tanto melhor qualidade como também maior quantidade de vida. Segundo a conclusão do estudo, verificou-se que os pacientes que receberam precocemente os cuidados paliativos apresentaram melhora significativa na qualidade de vida e no humor. Comparados aos pacientes que receberam cuidado padrão, os pacientes com cuidados paliativos precoces foram submetidos a tratamentos menos agressivos no final da vida e sobreviveram por mais tempo[295].

Se a princípio uma das discussões sobre a prática da ortotanásia, que sempre demanda os cuidados paliativos, era se deveria se buscar a qualidade ou a quantidade de vida, como se uma pudesse até ser antagônica à outra, esse estudo demonstra que os cuidados paliativos proporcionam tanto a qualidade como a maior quantidade de vida, em razão do bem-estar possível que se pode proporcionar ao paciente[296]. Também

---

295 Jennifer S. Temel et al. *Early Palliative Care for Patients with Metastatic Non-Small-Cell Lung Cancer*. Disponível em http://www.nejm.org/doi/pdf/10.1056/NEJMoa1000678. Acesso em 5 de março de 2014.

296 *"Results: Of the 151 patients who underwent randomization, 27 died by 12 weeks and 107 (86% of the remaining patients) completed assessments. Patients assigned to early palliative care had a better quality of life than did patients assigned to standard care (mean score on the FACT-L scale [in which scores range from 0 to 136, with higher scores indicating better quality of life], 98.0 vs. 91.5; P = 0.03). In addition, fewer patients in the palliative care group than in the standard care group had depressive symptoms (16% vs. 38%, P = 0.01). Despite the fact that fewer patients in the early palliative care group than in the standard care group received aggressive end-of-life care (33% vs. 54%, P = 0.05), median survival was longer among patients receiving early palliative care (11.6 months vs. 8.9 months, P = 0.02)". "Conclusions: Among patients with metastatic non–small-cell lung cancer, early palliative care led to significant improvements in both quality of life and mood. As compared with patients receiving standard care, patients receiving early palliative care had less aggressive care at the end of life but longer survival. (Funded by an American Society of Clinical Oncology Career Development Award and philanthropic gifts; ClinicalTrials.gov number, NCT01038271.)"*. Jennifer S. Temel et al. *Early Palliative Care for Patients with Metastatic Non-Small-Cell Lung Cancer*. Disponível em http://www.nejm.org/doi/pdf/10.1056/NEJMoa1000678. Acesso em 5 de março de 2014.

demonstra que os cuidados paliativos são fundamentais quando aplicados logo após o diagnóstico. Trata-se de estudo realizado com uma doença específica, mas que já contribui para melhor visão do alcance dos cuidados paliativos em relação a outras doenças.

Cabe destacar a Recomendação n. 1.418 do Conselho Europeu sobre a "Proteção dos Direitos Humanos e da Dignidade dos Doentes Incuráveis e Terminais" de 1999 e a "Declaração de Veneza sobre o Paciente Terminal" de 1983, adotada pela 35ª Assembleia Geral da Associação Médica Mundial na Itália. A primeira estabelece que os cuidados paliativos são direitos individuais e que devem ser reconhecidos pela lei em todos os Estados membros europeus. Preceitua, assim, que todos os Estados membros europeus devem prever, em seu direito interno, disposições que garantam aos doentes incuráveis e terminais a proteção jurídica e social necessária para resguardar referido direito. De acordo com a recomendação:

> A obrigação de respeitar e de proteger a dignidade de um doente incurável ou terminal é a consequência natural da dignidade inviolável inerente ao ser humano em todas as fases da vida. Esse respeito e essa proteção se traduzem na criação de um ambiente adequado que permita ao ser humano morrer dignamente[297].

A Declaração de Veneza sobre o Paciente Terminal, por seu turno, estabelece a missão do médico focada essencialmente no princípio da beneficência: "O dever do médico é curar, quando for possível, aliviar o sofrimento e agir na proteção dos melhores interesses do seu paciente. Não fará nenhuma exceção a este princípio até mesmo em casos de malformação ou doença incurável". Não obstante a parte final do dispositivo estabelecer que o médico não fará nenhuma exceção ao princípio da beneficência, preceitua que também pode o médico:

> (...) aliviar o sofrimento de um paciente com enfermidade terminal suspendendo o tratamento curativo com o consentimento do paciente ou a família

---

297 *Problemas Atuais de Bioética*. cit. p. 714.

imediata em caso de estar impossibilitado de se expressar. A suspensão do tratamento não desobriga o médico da sua função de assistir a pessoa agonizante e dar-lhe os medicamentos necessários para mitigar a fase terminal da sua doença.

Isso significa que o médico poderá deixar de buscar curar o paciente e passar a cuidar dele em razão do quadro médico apresentado. O foco passará a ser os cuidados paliativos. Ademais, prescreve também a referida declaração que o: "médico deve se abster de empregar qualquer meio extraordinário que não traga benefícios para o paciente". Trata-se da não utilização da distanásia.

3.5. QUALIDADE DA MORTE NO MUNDO

O presente item tem como objetivo apresentar alguns elementos de duas importantíssimas pesquisas feitas a respeito da "qualidade da morte", realizadas pela Consultoria Economist Intelligence Unit, solicitadas pela Fundação Lien e publicadas em 2010 e 2015 pela revista *The Economist*.

O primeiro estudo se fundamentou nos índices de qualidade de morte de 40 países por meio da disponibilidade dos cuidados paliativos no final da vida. Também foram entrevistados renomados especialistas em cuidados paliativos, dentre médicos clínicos, economistas e sociólogos especializados em serviços de saúde, além da revisão de trabalhos sobre a temática da pesquisa[298].

A pesquisa se vale do conceito de cuidados paliativos utilizado pela Organização Mundial de Saúde. Segundo ela, esses cuidados visam à melhora da qualidade de vida tanto dos pacientes quanto dos seus familiares, quando enfrentam doenças terminais ou incuráveis. Para tanto, objetivam, de acordo com a referida organização: fornecer alívio das dores e outros sintomas aflitivos e de sofrimento; afirmar a vida e interpretar a morte como um processo normal; não pretender apressar nem

---

298 Disponível em http://graphics.eiu.com/upload/eb/qualityofdeath.pdf. Acesso em 5 de setembro de 2017.

tampouco adiar a morte; integrar os aspectos psicológicos e espirituais do cuidado dos pacientes; oferecer um sistema de apoio para auxiliar os pacientes a viverem da maneira mais ativa possível até seu falecimento; oferecer um sistema de apoio para auxiliar a família a enfrentar o período da enfermidade e posteriormente lidar com o luto; trabalhar em equipe para lidar com as necessidades dos pacientes e suas famílias, incluindo aconselhamento durante o luto, caso seja recomendado; melhorar a qualidade de vida ao longo do processo de morte; poder ser prestado no início da enfermidade, em conjunto com outras terapias que se propõem a prolongar a vida, tais como quimioterapia ou radioterapia, e incluem as investigações necessárias para melhor compreensão e administração de complicações clínicas que geram profundo sofrimento[299].

O estudo conclui que o país referência nos cuidados paliativos é o Reino Unido. Na sequência estão Austrália, Nova Zelândia, Irlanda, Bélgica, Áustria, Holanda, Alemanha, e empatados Canadá e Estados Unidos. O Brasil ficou na 38ª posição, à frente apenas de Uganda e Índia. Interessante notar e trazer para reflexão que Bélgica e Holanda, dois países que legalizaram a prática da eutanásia, estavam em 2010 entre os países com bons serviços públicos para o suporte dos cuidados paliativos. O mesmo se repete na pesquisa de 2015, na qual a Bélgica ficou em 5° lugar e a Holanda em 8° lugar[300].

Segundo a pesquisa, em 2030, o número de pessoas com 65 anos ou mais alcançará um bilhão, sendo o crescimento muito maior nos países desenvolvidos. Com a maior longevidade, também vêm as doenças e os desdobramentos da idade avançada. As pessoas estão vivendo mais, muitas chegando aos 90 e 100 anos. Mas a proporção delas que chega a uma idade avançada sem problemas de saúde é reduzida. As doenças crônicas e seus desdobramentos estão gerando rapidamente a demanda

---

299 Disponível em http://graphics.eiu.com/upload/eb/qualityofdeath.pdf. Acesso em 5 de setembro de 2017.
300 Disponível em http://graphics.eiu.com/upload/eb/qualityofdeath.pdf e http://www.lienfoundation.org/sites/default/files/2015%20Quality%20of%20Death%20Report.pdf. Acesso em 5 de setembro de 2017.

por mais cuidados paliativos. Até porque, segundo o estudo, enquanto mais de 100 milhões de pessoas poderiam se beneficiar anualmente dos cuidados paliativos, menos de 8% têm acesso a ele, o que representa um percentual muito baixo[301].

Segundo o referido estudo, não é surpresa países como Reino Unido, Austrália e Nova Zelândia estarem entre os melhores países com alta qualidade no processo de morte. Isso se dá em razão de sua avançada infraestrutura e longo reconhecimento da importância do desenvolvimento de estratégias nacionais para serviços de saúde que visam aos cuidados no final da vida.

O Reino Unido está no topo do *ranking* em razão de alguns motivos. Dentre eles, o pioneirismo em manter políticas de desenvolvimento de clínicas mantidas por instituições de caridade. Além disso, apresenta indicativos positivos de conscientização pública sobre a importância da qualidade nos cuidados no fim de vida, investe em treinamento dos vários profissionais da saúde envolvidos, proporciona acesso aos analgésicos e apresenta relação médico-paciente marcada pela transparência. Segundo a pesquisa, uma das práticas mais importantes nos cuidados paliativos é a disponibilidade de medicamentos, especialmente os que aliviam as dores. O alívio da dor e o seu controle trazem qualidade no processo de morte[302].

Expõe a pesquisa que, por um lado, os cuidados no fim da vida compõem tratamentos mais baratos em termos de custo diário de paciente, se comparado com o custo em hospitais. No entanto, as pessoas estão vivendo mais e a realidade de viverem muitos anos com determinadas doenças, especialmente as crônicas, mostra a tendência de aumento do custo dos cuidados de fim de vida no sistema de saúde, em razão da maior demanda, sobretudo nos países mais desenvolvidos. De acordo com o estudo da Corporação Rand, é mais barato cuidar de pa-

---

301 Disponível em http://graphics.eiu.com/upload/eb/qualityofdeath.pdf. Acesso em 5 de setembro de 2017.
302 Idem. Ibidem.

cientes com câncer do que de pacientes com outras doenças, porque o prognóstico do câncer tende a ser mais precisamente avaliado, enquanto as outras doenças têm uma fase de cuidados mais longa e imprecisa[303].

Conclui o estudo que, não obstante os cuidados paliativos representarem menos gastos com saúde pública, o aumento da longevidade e das doenças a ela relacionadas vai representar a necessidade de maiores investimentos em cuidados com o fim da vida.

Em termos de políticas públicas voltadas para os cuidados de fim da vida, o estudo de 2010 expõe que apenas poucos países do mundo as reconhecem em suas políticas de saúde e de educação médica. Um dos critérios utilizados para avaliar os 40 países escolhidos pela pesquisa foi a existência de políticas nacionais com estratégias voltadas diretamente para os cuidados paliativos. No *ranking* desses países, 29 não tinham qualquer estratégia específica para os cuidados paliativos e dentre eles está o Brasil. Apenas sete têm políticas nacionais para os cuidados de fim da vida. Esses são Austrália, México, Nova Zelândia, Polônia, Suíça, Turquia e o Reino Unido. Apenas quatro – Áustria, Canadá, Irlanda e Itália – estão em processo de desenvolvimento dessas políticas[304].

O estudo aponta para a importância das campanhas de educação pública a respeito da temática, com vistas à conscientização da população a respeito da importância dos cuidados no fim da vida. A conscientização e a educação nessa seara são pontos centrais, especialmente porque a cultura ocidental, de regra, prioriza a medicina curativa e seus procedimentos em detrimento dos cuidados paliativos. Além disso, ainda há muitos tabus que circundam o tema da morte no âmbito cultural[305].

O estudo também expõe a necessidade de políticas públicas nacionais e com estratégias voltadas diretamente para os cuidados com o fim da vida, uma vez que se verificou que o financiamento estatal para os

---

303 Disponível em: http://graphics.eiu.com/upload/eb/qualityofdeath.pdf. Acesso em 5 de setembro de 2017.
304 Idem. Ibidem.
305 Idem. Ibidem.

cuidados com o fim da vida são limitados e geralmente priorizam os tratamentos convencionais. Mesmo nos países nos quais os cuidados com o fim da vida são disponíveis pelo sistema nacional de saúde ou por meio do seguro, sua consolidação ainda conta com os programas de caridade e filantropia para mantê-los.

A pesquisa destaca a importância de promover os cuidados paliativos fora do ambiente hospitalar. Nos Estados Unidos, por exemplo, mais de 75% das pessoas que recebem referidos cuidados morrem em casa. E esse tem sido um dos principais desejos dos pacientes, não obstante ser muitas vezes ignorado pela medicina curativa convencional. Por isso, a formação e o treinamento dos profissionais da área da saúde são fundamentais para se atingirem os mais altos padrões de atendimento nessa seara[306].

O estudo sinaliza de forma clara e específica que os profissionais de cuidados de fim da vida não apoiam a eutanásia e o suicídio assistido. De acordo com a publicação da Força Tarefa da Associação Europeia de Cuidados Paliativos em 2003, "prover eutanásia e suicídio assistido por médico não deve ser responsabilidade da área de cuidados paliativos". Ela defende que deve ser feita uma distinção entre sedação terminal e sedação paliativa, cujo propósito é aliviar o sofrimento intolerável da pessoa que está morrendo e não a administração de drogas letais com a intenção de matar, pois cuidados paliativos envolvem uma relação de confiança[307].

Expõe que debates públicos sobre eutanásia e suicídio assistido são importantes e despertam maior consciência da sociedade a respeito da temática da morte. No entanto, o estudo deixa claro que os referidos temas não guardam relação direta com os cuidados do fim da vida e também aponta que os profissionais da medicina que trabalham com os cuidados paliativos são contrários a tais práticas. Ademais, mostra que os

---

306 Disponível em: http://graphics.eiu.com/upload/eb/qualityofdeath.pdf. Acesso em 5 de setembro de 2017.
307 Idem. Ibidem.

casos de eutanásia e suicídio assistido representam um número muito pequeno de pacientes em estado terminal e crônico e que demandam os cuidados paliativos. Destaca que os índices apresentados pelo estudo não englobam as práticas de eutanásia e de suicídio assistido, mas incluem as ordens de não ressuscitar quando solicitadas pelos pacientes ou parentes de forma legal[308].

Já o estudo de 2015 envolveu 80 países da comunidade internacional. O Brasil ficou na 42ª posição. Países também da América Latina ficaram mais bem posicionados. Dentre eles, o Chile ficou em 27ª posição, a Argentina na 32ª, o Uruguai em 39ª e o Equador na 40ª. A pesquisa igualmente se utilizou de dados oficiais, estudos científicos sobre a temática e entrevistas com variados profissionais que estudam e atuam na seara dos cuidados paliativos. A pesquisa aponta os avanços, assim como os desafios em termos de políticas e infraestrutura necessárias para se alcançar maior qualidade na morte[309].

Para a análise da realidade brasileira, foi consultada Maria Goretti Salles Maciel, presidente da Academia Nacional de Cuidados Paliativos (ANCP). De acordo com ela, embora a situação dos cuidados paliativos no Brasil ainda esteja muito aquém do ideal, o país avançou. A própria pesquisa aponta não ser possível comparar os dois estudos, uma vez que eles se valem de critérios diferentes para análise, além de o primeiro elaborar o estudo com base em dados de 40 países e o segundo, de 80 países.

No quadro geral dos 80 países avaliados, o Brasil ficou em 42° lugar. Com relação às regiões do mundo, o Brasil ficou em 10° lugar nas Américas, sendo o 1° colocado os Estados Unidos, seguido do Canadá, Chile, Costa Rica, Panamá, Argentina, Cuba, Uruguai, Equador, Brasil, México, Venezuela, Porto Rico, Peru, Colômbia, Guatemala e República

---

308 Disponível em: http://graphics.eiu.com/upload/eb/qualityofdeath.pdf. Acesso em 5 de setembro de 2017.

309 Disponível em http://www.lienfoundation.org/sites/default/files/2015%20Quality%20of%20Death%20Report.pdf. Acesso em 5 de setembro de 2017.

Dominicana. Dentre os 24 países de renda média pesquisados e avaliados, o Brasil ficou em 10º lugar[310].

Com relação ao ambiente em que são prestados os cuidados paliativos, o Brasil ficou em 36º lugar. Quanto à capacidade de fornecer cuidados paliativos ficou em 64º lugar e quanto à formação de profissionais da área de saúde nos cuidados paliativos ficou em 33ª posição. Já no que se refere à acessibilidade financeira em relação aos custos, ficou em 49º lugar. Na qualidade da prestação dos cuidados paliativos, ficou em 51º lugar. Por fim, no engajamento da sociedade, ficou em 22º lugar, ao lado da Costa Rica, Portugal, Cingapura e Zimbábue[311].

Segundo a pesquisa de 2015, todos nós esperamos e desejamos ter uma boa morte ou uma boa vida até o final. No entanto, até bem recentemente, havia pouco enfoque e conscientização sobre o tema, assim como pouco investimento em recursos e políticas de educação que tornassem essa realidade possível. O engajamento público vem crescendo em muitos países, assim como políticas públicas para alcançar alta qualidade nos cuidados paliativos têm ganhando destaque nos últimos anos. Alguns países fizeram grandes avanços ao melhorar o acesso aos cuidados paliativos.

A pesquisa se vale de 20 indicadores em termos de quantidade e qualidade dos cuidados paliativos, com base em cinco categorias: qualidade do ambiente onde são prestados os cuidados paliativos; formação dos profissionais da área de saúde em cuidados paliativos; acessibilidade; qualidade dos cuidados e o nível de envolvimento da sociedade.

Em muitos países, a proporção de pessoas mais velhas vem crescendo rapidamente, e doenças não transmissíveis como problemas cardíacos e câncer também estão aumentando. Em razão dessa realidade, a demanda por cuidados paliativos vem crescendo significativamente. Em análise complementar, a pesquisa fez a comparação da expectativa

---

310 Disponível em http://www.lienfoundation.org/sites/default/files/2015%20Quality%20of%20Death%20Report.pdf. Acesso em 5 de setembro de 2017.
311 Idem. Ibidem.

de crescimento da demanda por cuidados paliativos em relação à oferta em cada país pesquisado. A análise da demanda se baseou em previsões sobre os encargos decorrentes da doença, a proporção das pessoas em idade avançada dependentes dos cuidados e a proporção da população envelhecendo nos próximos 15 anos[312].

Apesar dos avanços na prestação dos cuidados paliativos em muitos países, ainda resta muito a ser feito. Até mesmo os países no topo do *ranking* têm, atualmente, dificuldade em fornecer serviços de cuidados paliativos para todos os cidadãos que necessitam. Faz-se também necessária a mudança de mentalidade, com vistas a se priorizarem os cuidados paliativos quando indicados e não os tratamentos curativos.

As principais conclusões da pesquisa incluem alguns pontos, dentre eles o fato de o Reino Unido estar na liderança como melhor país no *ranking* de qualidade de morte desde 2010. Isso se consolida em razão das políticas públicas abrangentes, com integração do sistema público de saúde para a prestação dos cuidados paliativos. Também há importantes iniciativas na criação de clínicas especializadas e a atuação dos serviços de caridade nessa seara. No entanto, cabe destacar que apesar de o Reino Unido apresentar a melhor cobertura de serviços para cuidados paliativos, alcança somente 25% das crianças que necessitam. Isso revela que ainda não há, mesmo nos países mais desenvolvidos, políticas públicas voltadas especificamente para o enfrentamento das demandas das crianças nesse setor[313].

A pesquisa mostra que o nível de renda dos países é um forte indicador de disponibilidade e qualidade dos cuidados paliativos, o que faz com que países desenvolvidos estejam na liderança do *ranking*. A Austrália e a Nova Zelândia estão em 2º e 3º lugar. Quatro países da Ásia e do Pacífico atingem posições entre as 20 mais altas: Taiwan na 6ª posição, Cingapura na 12ª posição, Japão na 14ª posição e Coreia do

---

312 Disponível em http://www.lienfoundation.org/sites/default/files/2015%20Quality%20of%20Death%20Report.pdf. Acesso em 5 de setembro de 2017.
313 Idem. Ibidem.

Sul na 18ª posição. Alguns países europeus também estão entre os 20 primeiros colocados, como Irlanda, Bélgica, Alemanha, Holanda, França, Noruega, Suíça, Suécia, Áustria, Dinamarca e Finlândia. Estados Unidos e Canadá estão classificados, respectivamente, na 9ª e 11ª posições. Verifica-se que as nações desenvolvidas tendem a ficar em posições mais altas no *ranking*[314].

O estudo mostra que países com alta qualidade de morte têm várias características em comum. Dentre elas, podemos citar: política pública nacional de cuidados paliativos eficiente; altos níveis de gastos públicos com serviços de saúde; treinamento em cuidados paliativos não apenas para médicos, mas para todos os profissionais da área da saúde envolvidos; subsídios altos para reduzir a carga financeira dos pacientes que recebem esses cuidados; grande disponibilidade de analgésicos opioides e forte conscientização da sociedade sobre a importância dos referidos cuidados.

Segundo a pesquisa, os países menos ricos ou em desenvolvimento ainda podem alcançar rapidamente bons padrões de cuidados paliativos. Embora muitos países em desenvolvimento ainda não apresentem políticas públicas para o fornecimento dos referidos cuidados, em termos de formação dos profissionais da saúde e acesso aos analgésicos para alívio e tratamento da dor, o estudo revela que alguns países com níveis mais baixos de renda se destacam como exceções, mostrando o poder das inovações e iniciativas individuais. Dentre eles, o Panamá está adotando cuidados paliativos em seus serviços de cuidados primários; a Mongólia tem tido um rápido crescimento em instalações de cuidados paliativos e em programas de educação; e Uganda fez vários avanços na acessibilidade dos opioides[315].

O estudo também mostra que políticas nacionais são vitais para ampliar o acesso a cuidados paliativos. Muitos dos países mais bem clas-

---

314 Disponível em http://www.lienfoundation.org/sites/default/files/2015%20Quality%20 of%20Death%20Report.pdf. Acesso em 5 de setembro de 2017.
315 Idem. Ibidem.

sificados têm formatos de políticas públicas abrangentes que integram os cuidados paliativos em seus sistemas de saúde, por meio de um esquema de seguro de saúde nacional, como o Reino Unido e Taiwan, ou por meio de programas de controle do câncer, como na Mongólia e no Japão. Políticas eficientes podem trazer resultados tangíveis. Por exemplo, o lançamento da estratégia nacional espanhola levou a um aumento de 50% das equipes de cuidados paliativos[316].

A pesquisa mostra, ainda, que a formação de médicos e enfermeiros é essencial para suprir a demanda crescente dos cuidados paliativos. Em países no topo do *ranking*, como Reino Unido e Alemanha, o conhecimento de cuidados paliativos é um componente necessário tanto em qualificações médicas generalistas como especializadas. Já países que não contam com recursos suficientes de formação nessa seara apresentam falta de especialistas, o que acaba por inviabilizar ou precarizar os cuidados paliativos.

A pesquisa também demonstra a importância dos subsídios para tornar acessível economicamente os cuidados paliativos. Estes podem vir de várias fontes, seja do sistema nacional de saúde, dos seguros, dos sistemas de pensões ou de caridade. Sem ajuda financeira, muitos pacientes não conseguem ter acesso aos cuidados adequados. Os países com as mais altas posições em acessibilidade aos cuidados paliativos, como Austrália, Bélgica, Dinamarca, Irlanda e Reino Unido, arcam com algo em torno de 80% a 100% dos custos dos pacientes em cuidados paliativos[317].

O estudo revela que a qualidade dos cuidados paliativos está diretamente ligada ao acesso a analgésicos opioides e ao apoio psicológico. Em apenas 33 dos 80 países do *ranking*, os opioides são gratuitos e acessíveis. Em muitos países, o acesso fica limitado pela burocracia, por restrições legais, pela falta de formação adequada dos profissionais da saúde, bem

---

316 Disponível em http://www.lienfoundation.org/sites/default/files/2015%20Quality%20 of%20Death%20Report.pdf. Acesso em 5 de setembro de 2017.
317 Idem. Ibidem.

como pela falta de conscientização da sociedade. Os melhores cuidados paliativos incluem atuação de equipes de saúde interdisciplinares e que tomam decisões com base em uma boa relação médico-paciente, na qual este é escutado e respeitado. Ademais, os estudos mostram evidências de que os cuidados paliativos não só melhoram a qualidade de vida, como também a estendem[318].

Proporcionar e difundir a conscientização sobre a importância dos cuidados paliativos é fundamental para ampliar o seu alcance e oferecer melhor qualidade em sua prestação, assim como para trazer maior transparência à discussão e ao enfrentamento do processo da morte.

O estudo também demonstra que, por um lado, a área dos cuidados paliativos precisa de mais investimentos para atingir um padrão aceitável de qualidade e eficiência, assim como precisa ser implementada nos países que não a têm. Por outro lado, quando esses investimentos são realmente realizados, há diminuição dos custos com os pacientes, além da eliminação ou limitação dos tratamentos fúteis e desproporcionais[319].

A demanda por cuidados paliativos vem crescendo muito rapidamente nos países mal equipados e despreparados para tanto. China, Grécia e Hungria são países com poucos investimentos nessa área e vão precisar de mais investimentos para atender a uma demanda que cresce rapidamente. Segundo dados da pesquisa de 2015, a pesquisa de 2010 contribuiu para despertar a discussão em âmbito mundial sobre a importância dos cuidados paliativos e das políticas públicas nessa seara. Muitos países tiveram avanços significativos em termos de políticas nacionais para melhorar a prestação dos cuidados paliativos. Países como Colômbia, Dinamarca, Equador, Finlândia, Itália, Japão, Panamá, Portugal, Cingapura, Espanha, Sri Lanka, Suécia e Uruguai estabeleceram novas e significativas modernizações e atualizações em suas diretrizes, leis e programas nacionais para prestação dos cuidados paliativos. Países como

---

318 Disponível em http://www.lienfoundation.org/sites/default/files/2015%20Quality%20 of%20Death%20Report.pdf. Acesso em 5 de setembro de 2017.
319 Idem. Ibidem.

Brasil, Costa Rica, Tanzânia e Tailândia estão em processo de desenvolvimento do seu próprio sistema nacional para cuidados paliativos[320].

Com relação ao Brasil, podemos sinalizar que ainda há muito a se fazer quando se analisa a realidade nacional como um todo. Ainda não há conscientização maior da sociedade sobre o tema, não há nenhuma política pública nacional para suporte adequado dos cuidados paliativos e o tema ainda é pouco difundido no meio acadêmico.

Mesmo os países com altos índices de garantia dos cuidados paliativos ainda têm muito a fazer no sentido de continuarem mantendo e ampliando esses serviços. Já nos países menos afortunados, especialmente os em desenvolvimento, os cuidados paliativos são escassos e muitas vezes precários. Já os países pobres enfrentam problemas ainda mais complexos na prestação dos cuidados paliativos. Para esses países, o desafio é muito maior. Há necessidade de enfrentamento das doenças crônicas e terminais, juntamente com a mortalidade infantil e as doenças infectocontagiosas. Ao lado dessa complexa realidade, todos os países, pobres e ricos, enfrentam o envelhecimento populacional e o estilo pouco saudável da vida moderna, geralmente nos grandes centros urbanos, o que tem tornado a população mundial menos saudável.

Não obstante os desafios dos países em desenvolvimento serem diferentes daqueles dos países desenvolvidos, em termos de alcance da excelência nos cuidados paliativos, a pesquisa apresenta alguns elementos gerais que devem ser perseguidos por todos. São eles: criar um sistema legal que garanta acesso facilitado aos analgésicos como os opioides, assim como prover o treinamento de agentes da saúde para administrar adequadamente tais drogas; criar mecanismos que tornem os cuidados paliativos mais acessíveis economicamente para os que dele precisam; estabelecer a temática dos cuidados paliativos na formação dos profissionais da área da saúde; proporcionar o aumento

---

320 Disponível em http://www.lienfoundation.org/sites/default/files/2015%20Quality%20of%20Death%20Report.pdf. Acesso em 5 de setembro de 2017.

do acesso dos cuidados paliativos em casa e nos estabelecimentos que oferecem esse tipo de atendimento; promover suporte para familiares e voluntários que possam atuar e colaborar na prestação dos cuidados paliativos; aumentar a conscientização pública a respeito da importância dos cuidados paliativos e encorajar maior abertura da discussão a respeito da morte e do seu processo[321].

Por fim, para finalizar, reproduzimos dois gráficos da pesquisa de 2015 com o *ranking* dos países pesquisados em relação aos índices de qualidade de morte[322].

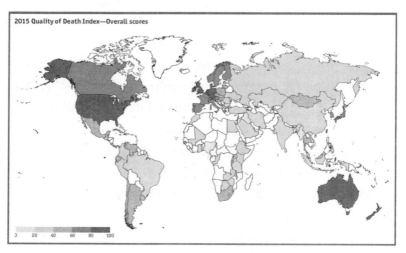

---

321 Disponível em http://www.lienfoundation.org/sites/default/files/2015%20Quality%20of%20Death%20Report.pdf. Acesso em 5 de setembro de 2017.
322 Idem. Ibidem.

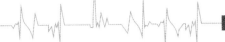

2015 Quality of Death Index—Overall scores

Rank	Country	Score
1	UK	93.9
2	Australia	91.6
3	New Zealand	87.6
4	Ireland	85.8
5	Belgium	84.5
6	Taiwan	83.1
7	Germany	82.0
8	Netherlands	80.9
9	US	80.8
10	France	79.4
11	Canada	77.8
12	Singapore	77.6
13	Norway	77.4
14	Japan	76.3
15	Switzerland	76.1
16	Sweden	75.4
17	Austria	74.8
18	South Korea	73.7
19	Denmark	73.5
20	Finland	73.3
21	Italy	71.1
22	Hong Kong	66.6
23	Spain	63.4
24	Portugal	60.8
25	Israel	59.8
26	Poland	58.7
27	Chile	58.6
28	Mongolia	57.7
29	Costa Rica	57.3
30	Lithuania	54.0
31	Panama	53.6
32	Argentina	52.5
33	Czech Republic	51.8
34	South Africa	48.5
35	Uganda	47.8
36	Cuba	46.8
37	Jordan	46.7
38	Malaysia	46.5
39	Uruguay	46.1
40	Ecuador	44.0
41	Hungary	42.7
42	Brazil	42.5
43	Mexico	42.3
44	Thailand	40.2
45	Venezuela	40.1
46	Puerto Rico	40.0
47	Turkey	38.2
48	Russia	37.2
49	Peru	36.0
50	Kazakhstan	34.8
51	Ghana	34.3
52	Morocco	33.8
53	Indonesia	33.6
54	Tanzania	33.4
55	Slovakia	33.2
=56	Egypt	32.9
=56	Greece	32.9
58	Vietnam	31.9
59	Zimbabwe	31.3
60	Saudi Arabia	30.8
61	Zambia	30.3
62	Bulgaria	30.1
63	Kenya	30.0
64	Romania	28.3
65	Sri Lanka	27.1
66	Malawi	27.0
67	India	26.8
68	Colombia	26.7
69	Ukraine	25.5
70	Ethiopia	25.1
71	China	23.3
72	Botswana	22.8
73	Iran	21.2
74	Guatemala	20.5
75	Dominican Republic	17.2
76	Myanmar	17.1
77	Nigeria	16.9
78	Philippines	15.3
79	Bangladesh	14.1
80	Iraq	12.5

nomist Intelligence Unit Limited 2015

3.6. O DRAMA DO ESTADO VEGETATIVO PERSISTENTE

Questão ainda não solucionada tanto no campo legal quanto no da medicina e da bioética diz respeito ao drama dos pacientes em estado vegetativo persistente. Não há dúvida de que eles, especialmente em dada a situação em que se encontram, têm direito aos cuidados paliativos. Observa-se que não são necessariamente pacientes terminais. Por isso, nem sempre se encontram na situação que legitima a ortotanásia. Alguns podem permanecer nesse estado por meses e até anos. O quadro clínico se distingue do estado de morte cerebral, o que demanda abordagem clínica e terapêutica diversa.

O termo "Estado Vegetativo Persistente" foi recomendado pela primeira vez em 1993, no relatório da American Neurological Association, e em 1994, no documento da Multi-Society Task Force on the Persistent Vegetative State[323]. De acordo com o último documento, o estado vegetativo foi definido como: "uma situação clínica de completa ausência da consciência de si e do ambiente circundante, com ciclos de sono-vigília e preservação completa ou parcial das funções hipotalâmicas e do tronco cerebral". Já os seus critérios fundamentais são:

> 1) Total ausência de consciência do eu ou do ambiente circundante; impossibilidade de interacção com o próximo; 2) ausência de respostas sustentadas, reprodutíveis, intencionais e voluntárias a estímulos visuais, auditivos, tácteis ou nóxicos; 3) ausência de compreensão ou expressão verbais; 4) vigília intermitente, ciclos sono-vigília; 5) preservação das funções hipotalâmicas e autonómicas suficientes para a sobrevivência. Incontinência urinária e fecal; e 6) preservação em grau variável dos reflexos dos nervos cranianos (pupilares, oculocefálicos, córneos, oculovestibulares, de deglutição) e espinomedulares[324].

---

323 Relatório sobre o "Estado Vegetativo Persistente" elaborado por António Vaz Carneiro, João Lobo Antunes e António Falcão de Freitas para o Conselho Nacional de Ética pcra as Ciências da Vida de Portugal. Disponível em http://www.cnecv.pt/admin/files/data/docs/1273055807_P045_RelatorioEVP.pdf. Acesso em 1 de agosto de 2017.
324 Relatório sobre o "Estado Vegetativo Persistente" elaborado por António Vaz Carneiro, João Lobo Antunes e António Falcão de Freitas para o Conselho Nacional de Ética para as Ciências da Vida de Portugal. Disponível em http://www.cnecv.pt/admin/files/data/docs/1273055807_P045_RelatorioEVP.pdf. Acesso em 1 de agosto de 2017.

De acordo com o relatório sobre o "Estado Vegetativo Persistente" elaborado por António Vaz Carneiro, João Lobo Antunes e António Falcão de Freitas para o Conselho Nacional de Ética para as Ciências da Vida de Portugal, o estado vegetativo apresenta fases. A primeira é o próprio quadro clínico inicial do estado vegetativo. Na sequência vem o estado vegetativo continuado. Ocorre nas situações em que o quadro clínico permanece por pelo menos quatro semanas. Depois vem o estado vegetativo persistente, nas situações em que as alterações neurológicas permanecem por mais de três meses após anóxia cerebral e 12 meses na sequência de traumatismo craniano[325].

A Associação Médica Mundial elaborou a "Declaração de Hong Kong sobre o Estado Vegetativo Persistente", de 1989, adotada pela sua 41ª Assembleia Geral. Assim o definiu:

> A perda da consciência em patologias com estado vegetativo persistente pode surgir de uma variedade de insultos ao cérebro incluindo, entre outros, anóxia cerebral, infecções por dano ou doença degenerativa. A perda abrupta da consciência normalmente consiste num estado de sonolência agudo chamado coma que pode ser seguido de graus variados de recuperação ou deterioração neurológica crônica. Pessoas com dano opressivo sobre os hemisférios cerebrais passam comumente por um estado crônico de inconsciência chamado estado vegetativo no qual ciclicamente o corpo desperta e dorme mas não expressa nenhuma conduta ou evidência metabólica cerebral de existir função cognitiva ou de ser capaz de responder de forma racional a eventos e estímulos externos. A esta condição de perda cognitiva total pode seguir danos agudos que causam coma ou pode se desenvolver mais lentamente como resultado desordens estruturais progressivas, como a doença de Alzheimer, que na fase final dela também pode destruir a função psicológica do cérebro. Quando tal perda cognitiva dura para mais de alguns semanas, essa condição se transforma em um estado vegetativo persistente (PVS) porque o corpo mantém as funções necessárias para sustentar a sobrevivência vegetativa. A recuperação do estado vegetativo é possível, especialmente durante os primeiros dias ou semanas depois, mas a tragédia é que muitas pessoas em

---

325 Relatório sobre o "Estado Vegetativo Persistente" elaborado por António Vaz Carneiro, João Lobo Antunes e António Falcão de Freitas para o Conselho Nacional de Ética para as Ciências da Vida de Portugal. Disponível em http://www.cnecv.pt/admin/files/data/docs/1273055807_P045_RelatorioEVP.pdf. Acesso em 1 de agosto de 2017.

PVS vivem durante muitos meses ou anos se contarem com medidas de auxílio nutricional e outras condutas[326].

Diante dessa realidade tão complexa e de difícil enfretamento em todos os campos, surgem conflitos e tensões em relação a como se proceder diante do diagnóstico do estado vegetativo persistente. Questiona-se qual deve ser a postura da Bioética, da Medicina e do Direito com os pacientes nessas circunstâncias? No campo da medicina e da bioética, a principal questão que se coloca é a legitimidade ética da suspensão das práticas terapêuticas, desde a suspensão total até a supressão da hidratação e da nutrição artificial nos pacientes em estado vegetativo persistente.

Inicialmente, a discussão começou em relação aos pacientes internados nas unidades de tratamento intensivo. Muitos deles eram pacientes terminais, o que torna a discussão mais simples, porquanto eles podem ser abarcados pela ortotanásia. No entanto, a discussão foi-se tornando cada vez mais complexa, já que muitos pacientes em estado vegetativo persistente não são terminais.

Diante dessa realidade, qual deve ser a postura do médico? Iniciar ou não um tratamento? Continuar um tratamento já iniciado ou interrompê-lo? Qual é a decisão que melhor atende ao respeito à dignidade e aos direitos do paciente? Qual é a decisão mais humanizada? Segundo o referido relatório sobre o "Estado Vegetativo Persistente" para o Conselho Nacional de Ética para as Ciências da Vida de Portugal:

> Na prática clínica, os médicos acham muito mais difícil interromper um tratamento já iniciado, do que não iniciar um tratamento. E, se decidem interromper um tratamento, é mais simples e aceitável fazê-lo num doente que o iniciou recentemente, dias – do que no doente em que a terapêutica já está em curso há meses ou anos[327].

---

326 Disponível em http://www.dhnet.org.br/direitos/codetica/medica/12honkong. html. Acesso em 3 de agosto de 2017.
327 António Vaz Carneiro, João Lobo Antunes e António Falcão de Freitas. Disponível em http://www.cnecv.pt/admin/files/data/docs/1273055807_P045_RelatorioEVP.pdf. Acesso em 3 de agosto de 2017.

A referida "Declaração de Hong Kong", em suas diretrizes, deixa aberto o enfrentamento dessa questão, ao preceituar que: "Uma vez que a questão da manutenção ou da retirada de apoio da vida foi levantada, suas dimensões legais e éticas devem ser consideradas"[328].

O relatório sobre o "Estado Vegetativo Persistente" elaborado pelo Conselho Nacional de Ética para as Ciências da Vida de Portugal, após ampla e profunda exposição sobre a temática, conclui que:

> A situação clínica designada como estado vegetativo persistente (EVP) levanta em si mesmo um conjunto de problemas médicos, éticos e legais de difícil resolução. Uma das principais questões nasce precisamente com o que se entende por "consciência", isto é, em que ponto é que poderemos afirmar que o doente não tem percepção cognitiva de si ou do ambiente envolvente. Se, no caso do coma profundo ou da morte cerebral, os procedimentos estão muito melhor clarificados e aceites pela comunidade médica e pela sociedade, o EVP constitui um problema muito mais complexo, já que o seu diagnóstico, tratamento e, especialmente, prognóstico, estão envolvidos por uma inevitável dose de incerteza. A discussão ética sobre o tratamento do EVP requer acima de tudo uma abordagem probabilística da doença – de resto, semelhante a tantas outras patologias e áreas da Medicina – sendo que as estimativas probabilísticas são simplesmente, probabilidades, não sendo possível assentar as decisões naquilo que seria o ideal: certezas firmes sobre os critérios diagnósticos, sobre as respostas à terapêutica e sobre a evolução prognóstica. O EVP é uma entidade clínica real, o seu diagnóstico é possível, o seu prognóstico é determinável e o seu tratamento deve ser baseado em múltiplas considerações em cada doente individual[329].

Por fim, o Parecer n. 45 do Conselho Nacional de Ética para as Ciências da Vida de Portugal, e que trata da temática, é no seguinte sentido:

> 1. Qualquer análise da situação relativa a uma pessoa em Estado Vegetativo Persistente deve ser extremamente cautelosa e partir de um diagnóstico rigoroso sobre o seu estado clínico; 2. a pessoa em Estado Vegetativo Persistente tem direito a cuidados básicos, que incluem a alimentação e hidratação artificiais; 3. toda a

---

328 Disponível em http://www.dhnet.org.br/direitos/codetica/medica/12honkong.html. Acesso em 3 de agosto de 2017.
329 António Vaz Carneiro, João Lobo Antunes e António Falcão de Freitas. Disponível em http://www.cnecv.pt/admin/files/data/docs/1273055807_P045_RelatorioEVP.pdf. Acesso em 3 de agosto de 2017.

decisão sobre o início ou a suspensão de cuidados básicos da pessoa em Estado Vegetativo Persistente deve respeitar a vontade do próprio; 4. a vontade pode ser expressa ou presumida ou manifestada por pessoa de confiança previamente designada por quem se encontra em Estado Vegetativo Persistente. 5. todo o processo de tratamento da pessoa em Estado Vegetativo Persistente deverá envolver toda a equipa médica assim como a família mais próxima e/ou a pessoa de confiança anteriormente indicada e pressupor a disponibilização da informação conveniente a todo o processo decisório, tendo em consideração a vontade reconhecível da pessoa em Estado Vegetativo Persistente nos limites da boa prática médica, e tendo em conta a proporcionalidade dos meios que melhor se adequém ao caso concreto. 6. em consequência, não poderão ser aplicadas soluções uniformes às pessoas em Estado Vegetativo Persistente impondo-se pois, uma avaliação criteriosa em cada situação[330].

Diante de todos esses documentos ora expostos e que visam a discutir, analisar e estabelecer diretrizes a respeito da postura ética do médico diante do estado vegetativo persistente, verificamos que ainda há mais dúvidas e incertezas do que soluções para se lidar com questão tão difícil e controversa. No entanto, o que temos certeza é que há sofrimento por parte dos familiares, que os agentes de saúde que vivenciam e lidam com essa realidade estão diante de desafios e dilemas muito complexos, além de viverem sob muito stress, e que todo e qualquer doente, em toda e qualquer situação, deve ser respeitado na sua dignidade como pessoa humana.

Nesse sentido, parece-nos que o caminho seja um sopesamento dos vários princípios da bioética, com destaque para o da autonomia, beneficência, não maleficência e qualidade de vida para o enfrentamento de cada caso concreto. É fundamental verificar se o paciente expressou em algum momento o seu desejo, por meio de um testamento vital, concretizando o princípio da autonomia. Também será preciso analisar individualmente a condição clínica e o prognóstico do quadro para ponderar entre

---

330 Parecer n. 45 do Conselho Nacional de Ética para as Ciências da Vida de Portugal. Disponível em http://www.cnecv.pt/admin/files/data/docs/1273055770_P045_ParecerE-VP_versaoFinal.pdf. Acesso em 3 de agosto de 2017.

o princípio da beneficência, da não maleficência e da qualidade de vida, com vistas ao respeito à dignidade da pessoa humana.

No campo legal, o ordenamento jurídico brasileiro não cuida expressamente da retirada ou suspensão de tratamento nos casos de estado vegetativo persistente. Uma vez que o paciente nessas condições não é de regra um paciente terminal, e que poderia ensejar a ortotanásia, qualquer forma de ação ou omissão por parte do médico que abrevie a vida do paciente, pode vir a configurar eutanásia, cuja correspondência à legislação penal em vigor é o crime de homicídio, eventualmente com a causa de diminuição de pena prevista no §1° do artigo 121 do Código Penal.

No entanto, o que nos parece deva ser discutido e considerado é que a eutanásia pode até ser concebida em algum caso individual, eventualmente como causa de inexigibilidade de conduta diversa, em razão da recusa de determinado tipo de tratamento que leve ao abreviamento da vida do paciente em estado vegetativo persistente. O que não se pode é aceitá-la como política pública de Estado, especialmente em um país como o Brasil, marcado pela precariedade na garantia do direito à saúde.

CONCLUSÃO

A discussão sobre o direito de morrer ainda é muito polêmica não só no Brasil como na grande maioria dos países que se propõem a enfrentá-la. Nossa posição é no sentido da existência do direito à morte digna e consequentemente da sua prevalência quando em situação de colisão com a preservação da vida exclusivamente quantitativa, uma vez que a Constituição Federal de 1988 sinaliza pelo respeito à dignidade da pessoa humana como fundamento do Estado Democrático de Direito brasileiro.

Por isso, concluímos que a ortotanásia é conduta lícita e resguardada pela Constituição de 1988, assim como pela ética médica e pela bioética, porquanto embora o médico deva assistir o seu paciente, não tem efetivamente o poder de salvá-lo. Não há qualquer finalidade em prolongar a vida do paciente quando a morte for iminente e inevitável, uma vez que o meio utilizado não se mostra adequado por atentar contra a dignidade desse paciente, mediante um tratamento desumano e degradante. No entanto, como já exposto ao longo do trabalho, cabe ao médico prestar ao paciente os cuidados paliativos para que tenha morte digna.

Concluímos também que a distanásia, ou obstinação terapêutica, é conduta que afronta a Constituição e os princípios e o fundamento da bioética, por conduzir ao sofrimento físico e moral injustificado do paciente.

Compreendemos que, na eutanásia ativa indireta, a conduta está amparada pelo Direito, porquanto não se busca a morte do paciente, mas sim aliviar a dor ou o sofrimento, com a utilização de fármacos que, no entanto, apresentam como efeito secundário certo ou necessário a abreviação da vida do paciente, ou seja, causam o evento morte. A utilização de fármacos necessários para aliviar o sofrimento do paciente acaba por catalisar a sua morte. Porém, não se pode exigir do médico outra atitude, uma vez que, em face do princípio bioético da beneficência, deve-se fazer o bem ao seu paciente. Por isso, a ação do médico não é culpável, porque amparada pela excludente da inexigibilidade de conduta diversa, que configura causa de exclusão da culpabilidade. Isso porque o ato principal do médico é o alívio da dor insuportável, enquanto o efeito secundário será a morte do paciente.

Quanto à eutanásia ativa direta e a passiva, compreendemos que são condutas ilícitas e que configuram, segundo a legislação penal em vigor, homicídio com causa especial de diminuição de pena, previsto no parágrafo 1º, do artigo 121, do Código Penal.

A prática da eutanásia ativa direta ou passiva encontra-se amparada nessa causa especial de diminuição de pena, porque o autor da ação ou omissão dá causa à eliminação da vida do paciente impelido pela compaixão, uma vez que visa a acabar com suas dores e seus sofrimentos.

No entanto, cabe observar que mesmo nas situações de eutanásia ativa direta e eutanásia passiva, há realidades que merecem maior discussão pelo Direito, pela Medicina e pela sociedade, uma vez que há casos que tratam de realidade ainda não enfrentada e delimitada, como, por exemplo, os casos de estado vegetativo persistente.

Entendemos também que seria fundamental a regulamentação infraconstitucional para que se consolide a segurança jurídica no trato da eutanásia, da ortotanásia e da distanásia.

É importante ter em mente que, apesar de a Constituição Federal, lei suprema do Estado brasileiro, sinalizar no sentido do direito à morte digna, as legislações civil e penal ainda não foram alteradas. Já o atual Código de Ética Médica, ao autorizar a ortotanásia e vedar a distanásia, mostra-se contemporâneo e revela o competente trabalho que o Conselho Federal de Medicina desenvolveu no âmbito desse importante tema que envolve fundamentalmente aspectos técnicos de forma crítica e humanística.

O presente trabalho se pautou na discussão jurídica dos temas propostos a partir do viés constitucional. Este se alinha com os postulados da ética médica e da bioética, como inúmeras vezes foi exposto neste estudo. As orientações do Conselho Federal de Medicina e da Associação Médica Mundial estão em consonância com as declarações e tratados de direitos humanos que cuidam do tema. No entanto, como também revelado neste estudo, a legislação infraconstitucional ainda é omissa quanto ao tratamento da ortotanásia; e por não cuidar da eutanásia, ela tem sido considerada como sinônimo de homicídio, mesmo que privilegiado, em todas as circunstâncias. Isso revela falta de compreensão de uma realidade mais complexa e atual e que precisa ser enfrentada pelo Direito.

Já a jurisprudência, ainda de forma incipiente, apresenta algumas decisões pioneiras no sentido da licitude da ortotanásia. Diante desse quadro, clamamos pela maior reaproximação do Direito com a ética médica e a bioética, para que tais questões possam ser mais bem conduzidas e possam efetivamente proteger os direitos dos pacientes e permitir aos profissionais da saúde, em especial ao médico, exercer seu ofício com humanismo.

Finalizamos com o pensamento de Juan Masiá, que sintetiza a essência da discussão contemporânea em relação à eutanásia, à ortotanásia e à distanásia: *"Una cosa es elegir morir, y otra elegir vivir dignamente hasta que muera; no elijo el morir, sino elijo cómo vivir hasta que muera y cómo vivir mi proceso de morir"*[331].

---

331 Juan Masiá. *Eutanasia o Buena Muerte? Cuestiones Éticas Más Allá y Más Acá de la Muerte*. In: *La Eutanasia y el Arte de Morir*. Madrid: UPCM, 1990. p. 127.

BIBLIOGRAFIA

AGRA, Walber de Moura. Curso de Direito Constitucional. Rio de Janeiro: Forense, 2006.

ALMEIDA, Silmara J. A. Chinelato e. Bioética e Dano Pré-Natal. São Paulo: Revista do Advogado. Associação dos Advogados de São Paulo, n. 58, março/2000.

_____ Tutela Civil do Nascituro. São Paulo: Saraiva, 2000.

ALVAREZ, P. Martinez-Lage y MARTINEZ-LAGE, J. M. El Diagnóstico Neurológico de la Muerte. In: Manual de Bioética General. 4. ed. Madrid: RIALP, 2000.

ARAÚJO, Luiz Alberto David e NUNES JÚNIOR, Vidal Serrano. Curso de Direito Constitucional. 12. ed. São Paulo: Saraiva, 2008.

ASÚA, Luis Jiménez de. Liberdade de Amar e Direito a Morrer. Tradução de Benjamim do Couto. São Paulo: Livraria Academica de Saraiva. Largo do Ouvidor, 1928.

BARRA, Ronaldo Carlos. Status Jurídico do Embrião Humano. In: Lexicon: Termos Ambíguos e Discutidos sobre Família, Vida e Questões Éticas/ Pontifício Conselho para a Família. 1. ed. Brasília: Edições CNBB, 2007.

BARROSO, Luís Roberto. Interpretação e Aplicação da Constituição: Fundamentos de uma Dogmática Constitucional Transformadora. 6. ed. São Paulo: Saraiva, 2004.

BARROSO, Luís Roberto e MARTEL, Letícia de Campos Velho. Dignidade e Autonomia Individual no Final da Vida. Disponível em http://www.conjur.com.br/2012-jul-11/morte--ela-dignidade-autonomia-individual-final-vida#_ftn6. Acesso em 07 de agosto de 2017.

BASTOS, Celso Ribeiro. Curso de Direito Constitucional. 22. ed. São Paulo: Saraiva, 2001.

BEAUCHAMP, Tom L. e CHILDREES, James F. Princípios de Ética Biomédica. 3. ed. Tradução de Luciana Pudenzi. São Paulo: Loyola, 2013.

BESSA, Marta Raquel Ribeiro. A Densificação dos Princípios da Bioética em Portugal. In: Revista da Faculdade de Direito da Universidade do Porto. Ano IX. 2014.

BITENCOURT, Cezar Roberto. Tratado de Direito Penal, 8. ed. São Paulo: Saraiva, vol. 2, 2008.

BLANCO, Luis Guillermo. Muerte Digna: Consideraciones Bioéticas-Jurídicas. Buenos Aires: Ad-hoc, 1997.

BOBBIO, Norberto. O Futuro da Democracia. 8. ed. Tradução brasileira de Marco Aurélio Nogueira. São Paulo: Paz e Terra, 2000.

BRANDÃO, Dernival da Silva. O Embrião e os Direitos Humanos. O Aborto Terapêutico. In: A Vida dos Direitos Humanos: Bioética Médica e Jurídica. Porto Alegre: Sergio Antonio Fabris, 1999.

BRUNO, Aníbal. Crimes contra a Pessoa. 4. ed. Rio de Janeiro: Rio, 1976.

CANO, Ana Maria Marcos del. La Eutanasia: Estudio Filosófico-Jurídico. Madrid: Marcial Pons, 1999.

CANOTILHO, J.J. Gomes e MOREIRA, Vital. Constituição da República Portuguesa Anotada. Artigos 1º a 107. 1. ed. brasileira e 4. ed. portuguesa revista. São Paulo: Revista dos Tribunais; Coimbra, PT: Coimbra Editora, 2007, V.1.

CAPELLO, Thamires Pandolfi. Pesquisa Clínica de Medicamentos no Brasil: A Disposição Sobre o Próprio Corpo como um Direito Fundamental. Dissertação de mestrado. São Paulo: PUC/SP, 2016.

CARVALHO, Gisele Mendes de Carvalho. Aspectos Jurídico-Penais da Eutanásia. São Paulo: IBCCRIM, 2001.

_____Quando Deve Ter Início a Proteção da Vida Humana? (A Verdadeira Questão Inerente ao Julgamento da ADIN 3.510 pelo STF). São Paulo: IBCCRIM, ano 15 – n. 176 – Julho/2007.

CASABONA, Carlos María Romeo. El Derecho y la Bioética Ante los Límites de la Vida Humana, Madrid: Editorial Centro de Estudios Ramón Areces, 1994.

CASTRO, Carlos Roberto Siqueira. A Constituição e o Direito ao Corpo Humano. In: Nos limites da vida: aborto, clonagem humana e eutanásia sob a perspectiva dos direitos humanos. Rio de Janeiro: Lúmen Juris, 2007.

CARNEIRO, António Vaz; ANTUNES, João Lobo e FREITAS, António Falcão de. Relatório sobre o "Estado Vegetativo Persistente". Conselho Nacional de Ética para as Ciências da Vida de Portugal. Disponível em: http://www.cnecv.pt/admin/files/data/docs/1273055807_P045_RelatorioEVP.pdf. Acesso em 1 de agosto de 2017.

CICCONE, Lino. Lá Ética y el Término de la Vida Humana. In: Manual de bioética general. Org. Aquilino Polaino-Lorente. 4. ed. Madrid: Rialp, 2000.

COMPARATO, Fábio Konder. Ética: Direito, Moral e Religião no Mundo Moderno. São Paulo: Companhia da Letras, 2006.

CONSELHO NACIONAL DE ÉTICA PARA AS CIÊNCIAS DA VIDA DE PORTUGAL. Parecer nº 11 de 1995. Disponível em http://www.cnecv.pt/admin/files/data/docs/1273059417_P011_FinalDaVida.pdf. Acesso em 3 de julho de 2017.

CONSELHO NACIONAL DE ÉTICA PARA AS CIÊNCIAS DA VIDA DE PORTUGAL e do COMITÉ DE BIOÉTICA DE ESPANÃ SOBRE BIOLOGIA SINTÉTICA 2011. Parecer nº 61. Disponível em http://www.cnecv.pt/admin/files/data/docs/1320431400_BiologiaSintetica_CBE-CNE-CV%20Aprovado.pdf. Acesso em 7 de agosto de 2017.

CONSELHO NACIONAL DE ÉTICA PARA AS CIÊNCIAS DA VIDA DE PORTUGAL. Parecer nº 43 de 2004. Disponível em http://www.cnecv.pt/admin/files/data/docs/1273057219_P043_ProjLei28IX_InfoGeneticaPessoala.pdf. Acesso em 20 de julho de 2017.

CONTI, Matilde Carone Slaibi. Ética e Direito na Manipulação do Genoma Humano. Rio de Janeiro: Forense, 2001.

COSTA, Alexandre. A Fábula de Higino em Ser e Tempo: das Relações entre Cuidado, Mortalidade e Angústia. In: Por uma Ética do Cuidado. Organização de Marísa Schargel Maia. Rio de Janeiro: Garamond, 2009.

COSTA, Álvaro Mayrink da. Direito Penal. 6. ed. Rio de Janeiro: Forense, vol. 4, 2008.

COSTA Jr, Paulo José da. Curso de Direito Penal. 9. ed. São Paulo: Saraiva, 2008.

DADALTO, Luciana. Testamento Vital. 2. ed. Rio de Janeiro: Lumen Juris, 2013.

DINIZ, Débora. Quando a Morte é um Ato de Cuidado. In: Nos Limites da Vida: Aborto, Clonagem e Eutanásia sob a Perspectiva dos Direitos Humanos. Coordenadores: Daniel Sarmento e Flávia Piovesan. Rio de Janeiro: Lúmen Júris, 2007.

DINIZ, Maria Helena. Dicionário jurídico. São Paulo: Saraiva, 1998, v. 2 e 3.

DINIZ, Maria Helena. O Estado Atual do Biodireito. 5. ed. São Paulo: Saraiva, 2008.

DZIWISZ, Stanislaw et al. Deixem-me partir: o poder da fraqueza de João Paulo II. Trad. Armando Marques da Silva. Lisboa: Paulus, 2007.

FARIAS, Edilsom Pereira de. Colisão de Direitos: a Honra, a Intimidade, a Vida Privada e a Imagem versus a Liberdade de Expressão e Informação. 2. ed. Porto Alegre: Sergio Antonio Fabris, 2000.

FIGUEIREDO, Marcelo. O Respeito à Dignidade Humana e a Eutanásia. Breves Notas. In: Tratado Luso-Brasileiro da Dignidade Humana. 2. ed. Jorge Miranda e Marco Antonio Marques da Silva (coordenação). São Paulo: Quartier Latin, 2009. p. 435-436.

GARCIA, Basileu, Instituições de Direito Penal, vol. 1, tomo 1. São Paulo: Max Limonad, 1954.

GARCIA, Maria. Limites da Ciência: A Dignidade da Pessoa Humana: A Ética da Responsabilidade. São Paulo: Revista dos Tribunais, 2004.

GRACIA, Diego. Historia de la Eutanasia. In: La eutanasia y el Arte de Morir. Col. Dilemas eticos de la medicina actual – 4. Madrid: Universidad Pontificia Comillas, 1990.

GRECO, Rogério. Curso de Direito Penal. 7. ed. Niterói: Impetus, v. 2, 2010.

HUNGRIA, Nelson. Comentários ao Código Penal. 4. ed. Rio de Janeiro: Forense, v. 5, 1958.

KANT, Immanuel. Fundamentação da Metafísica dos Costumes. Textos selecionados. Seleção de Marilena de Souza Chauí. Tradução de Tânia Maria Bernkopf, Paulo Quintela, Rubens Rodrigues Torres Filho. 2. ed. São Paulo: Abril Cultural, 1984.

KIMURA, Mara Regina Trippo. As Técnicas Biomédicas – A Vida Embrionária e o Patrimônio Genético Humano – à Luz da Regra da Proporcionalidade Penal. Tese Doutorado. São Paulo: PUC/SP, 2006.

KOVÁCS, Maria Julia. A caminho da morte com dignidade no século XXI. Disponível em: http://www.scielo.br/scielo.php?script=sci_arttext&pid=S1983-80422014000100011. Acesso em 12 de agosto de 2017.

LIMA, Carolina Alves de Souza. Aborto e Anencefalia: Direitos Fundamentais em Colisão. 2. ed. Revista e Atualizada com Comentários à ADPF 54 do STF. Curitiba: Juruá, 2015.

_____ Tese de Livre-Docência. A Construção da Cidadania e o Direito à Educação. São Paulo: PUC/SP, 2012.

LUÑO, Antonio Perez. Los Derechos Fundamentales. 7. ed. Madrid: Tecnos, 1998.

MARLET, José Maria. Conceitos Médico-Legal e Jurídico de Morte. São Paulo: Justitia. 49. vol. 138, abr./jun. 1987.

MARQUES, Oswaldo Henrique Duek. A Pena Capital e o Direito à Vida. São Paulo: Juarez de Oliveira, 2000.

MARTIN, Leonard. Aprofundando Alguns Conceitos Fundamentais: Eutanásia, Mistanásia, Distanásia, Ortotanásia e Ética Médica Brasileira. In: Eutanásia: Por que Abreviar a Vida?. São Paulo: Loyola, 2004.

MARTIN, Leonard M. Eutanásia e Distanásia. In: Iniciação à Bioética – Publicação do Conselho Federal de Medicina. 1998. Disponível em: http://www.portalmedico.org.br/include/biblioteca_virtual/bioetica/Partellleutanasia.htm. Acesso em 11 de agosto de 2017.

MASIÁ, Juan. ¿Eutanásia o Buena Muerte? Cuestiones Éticas Mas Alla y Mas Aca de la Muerte. In: La Eutanásia y el Arte de Morir. Col. Dilemas eticos de la medicina actual – 4. Madrid: Universidad Pontifícia Comillas, 1990.

MIRABETE, Julio Fabbrini e FABBRINI, Renato N. Manual de Direito Penal. 27. ed. São Paulo: Atlas, v. 2 , 2010.

MIRANDA, Jorge. Manual de Direito Constitucional. 3. ed. Coimbra: Coimbra Ed, 2000, v. 4.

NOVAES, Adauto. O risco da ilusão. In: O Avesso da liberdade. Organizador Adauto Novaes. São Paulo: Companhia das Letras, 2002.

NUCCI, Guilherme de Souza. Manual de Direito Penal – Parte Geral e Parte Especial. São Paulo: Revista dos Tribunais, 2005.

OLIVEIRA, Almir de. Curso de Direitos Humanos. Rio de Janeiro: Forense, 2000.

OSELKA, Gabriel (coord.). Entrevistas Exclusivas com Grandes Nomes da Bioética (estrangeiros). São Paulo: Conselho Regional de Medicina do Estado de São Paulo, 2009.

PELLEGRINO, Edmundo D. Origem e Evolução da Bioética. In: Problemas Atuais da Bioética. Leo Pessini e Christian de Paul Barchifontaine. 8. ed. revista e ampliada. São Paulo: Centro Universitário São Camilo: Edições Loyola, 2008.

PESSINI, Leocir. Distanásia: Até Quando Prolongar a Vida?. 2. ed. São Paulo: Loyola, 2007.

_____Eutanásia: Por que Abreviar a Vida? São Paulo: Centro Universitário São Camilo. Loyola, 2004.

_____As Origens da Bioética: Do Credo Bioético de Potter ao Imperativo Bioético de Fritz Jahr. p. 10. Disponível em: http://www.scielo.br/pdf/bioet/v21n1/a02v21n1). Acesso em 27 de junho de 2017.

PESSINI, Leo Pessini e BARCHIFONTAINE, Christian de Paul. Problemas Atuais da Bioética. 8. ed. revista e ampliada. São Paulo: Centro Universitário São Camilo: Edições Loyola, 2008.

PINSKY, Jaime. História da cidadania. 2. ed. Organização: Jaime Pinsky e Carla Bassanizi Pinsky. São Paulo: Contexto, 2003.

POLAINO-LORENTO, Aquilino. Más Allá de la Confusión: Razones para la Prioridad de la Bioética. In: Manual de Bioética General. 4. ed. Madrid: RIALP, 2000.

PRADO, Luiz Regis. Curso de Direito Penal Brasileiro. 6. ed. São Paulo: Revista dos Tribunais, v. 2, 2007.

RABELLO, Getúlio Daré. Coma e Estados Alterados de Consciência. Capítulo 7. In: A Neurologia Que Todo Médico Deve Saber. Capítulo 7. Org.: Ricardo Nitrini e Luiz Alberto Bacheschi. 2. ed. São Paulo: Atheneu. 2003.

RIBEIRO JÚNIOR, Wilson A. O Centauro Quíron. Portal Graecia Antiqua, São Carlos. Disponível em www.greciantiga.org/arquivo.asp?num=0690. Acesso em 7 de agosto de 2017.

RIVERA, Jean e MOUTOUH, Hugues. Liberdades Públicas. Tradução de Maria Ermantina de Almeida Prado Galvão. São Paulo: Martins Fontes, 2006.

ROSKAN, Jacques. Purely Vegetative Survival in Cerebrosclerosis; Euthanasia, Dysthanasia, Orthothanasia. Revue Médicale de Liège, de outubro de 1950.

ROXIN, Claus. Tratamiento Jurídico-Penal de la Eutanásia. In: Eutanasia y Suicidio: Cuestiones Dogmáticas y de Política Criminal. Trad.: Miguel Olmedo Cardenote. Granada: Comares, 2001.

SÁNCHEZ, Jesús-María Silva. La Responsabilidad Penal del Médico por Omisón. In: Avances de la medicina y derecho penal. Org. Santiago Mir Puig. Barcelona: Promociones y Publicaciones Universitarias, 1988.

SARLET, Ingo Wolfgang. Dignidade da Pessoa Humana e Direitos Fundamentais na Constituição Federal de 1988. 3. ed. Porto Alegre: Livraria do Advogado, 2004.

SANTANA, Ana Lucia. Disponível em http://www.infoescola.com/biografias/hipocrates/. Acesso em 12 de fevereiro de 2014.

SANTOS, Boaventura de Sousa. Desigualdad, Exclusión y Globalización: Hacia la Construcción Multicultural de la Igualdad y la Diferencia. Revista de Interculturalidad, 1, 2005. Disponível em: http://www.boaventuradesousasantos.pt/pages/pt/artigos-em-revistas--cientificas.php. Acesso em 20 de julho de 2017.

SANTORO, Luciano de Freitas. Morte Digna: O Direito do Paciente Terminal. Curitiba: Juruá, 2010.

SERRÃO, Daniel. Vulnerabilidade: uma Proposta Ética. Disponível em: http://www.daniel-serrao.com/gca/index.php?id=124. Acesso em 20 de julho de 2017.

SILVA, José Afonso da. A Dignidade da Pessoa Humana como Valor Supremo da Democracia. Revista de Direito Administrativo, abr./jun. Rio de Janeiro, 212, 1998.

_____ Curso de Direito Constitucional Positivo. 30. ed. São Paulo: Malheiros, 2008.

SILVA, Roberto Baptista Dias da. Uma Visão Constitucional da Eutanásia. Tese de Doutorado. São Paulo: PUC/SP, 2007.

_____Pacientes tem Direito de Escolher Melhor Tratamento. Disponível em: http://www.conjur.com.br/2009-abr-20/paciente-direito-informacao-decidir-melhor-tratamento. Acesso em 7 de agosto de 2017.

TEMEL, Jennifer S, et al. Early Palliative Care for Patients with Metastatic Non–Small-Cell Lung Cancer. Disponível em http://www.nejm.org/doi/pdf/10.1056/NEJMoa1000678. Acesso em 5 de março de 2014.

VIDELA, Mirta. Los Derechos Humanos en la Bioética: Nascer, Vivir, Enfermar y Morir. Buenos Aires: Ad-Hoc, 1999.

VILLELA, João Baptista. Estado laico, Estado amoral? Premissas de um debate. Revista Del Rey Jurídica. Ano 7. n. 15. 2º semestre de 2005.

Sites consultados:

http://www.wma.net/es/30publications/10policies/p13/

http://www.unav.es/cdb/ammvenecia2.html

http://www.vatican.va/holy_father/pius_xii/speeches/1957/documents/hf_p-xii_spe_19571124 _ rianimazione_sp.html

http://www.vatican.va/roman_curia/congregations/cfaith/documents/rc_con_ cfaith_doc_19800505_euthanasia_po.html

http://www.wma.net/s/policy/p13.htm

http://www.portalmedico.org.br/novocodigo/integra.asp>

http://www.testamentovital.com.br/legislacao.php

http://s.conjur.com.br/dl/sentenca-resolucao-cfm-180596.pdf

http://public.health.oregon.gov/ProviderPartnerResources/EvaluationResearch/DeathwithDignityAct/Documents/year16.pdf

http://revistaepoca.globo.com/vida/noticia/2012/06/eles-querem-decidir-como-morrer.html

http://www.dignitas.ch/index.php?option=com_content&view=article&id=22&Itemid=5&lang=en

http://www.swissinfo.ch/por/arquivo/Mitos_e_realidades_sobre_o_suicidio_assistido_na_Suica.html?cid=893224

http://www.exit-geneve.ch/conditions.htm

http://www.zenit.org/pt/articles/belgica-1-432-casos-de-eutanasia-em-2012

http://www.cope.es/detalle/Diez-anos-de-eutanasia-legal-en-Belgica.html

http://www.bbc.co.uk/portuguese/noticias/2013/12/131211_eutanasia_crianca_belgica_mm.shtml

http://www.sante.public.lu/publications/sante-fil-vie/fin-vie/euthanasie-assistance-suicide-25-cuestions-reponses/euthanasie-assistance-suicide-25-questions-reponses-en.pdf

http://www.correio.lu/luxemburgo/3968.html

http://www1.folha.uol.com.br/folha/mundo/ult94u699339.shtml

http://www.bbc.co.uk/portuguese/noticias/2013/12/131211_eutanasia_crianca_belgica_mm.shtml

http://www.stf.jus.br/arquivo/informativo/documento/informativo661.htm#ADPF e interrupção de gravidez de feto anencéfalo – 1

http://www.dhnet.org.br/direitos/codetica/medica/22sidney.html

http://www.cremesp.org.br/?siteAcao=Historia&esc=3

http://www.who.int/cancer/publications/palliative-care-atlas/en/

http://www.cmjornal.xl.pt/detalhe/noticias/internacional/mundo/holanda-clinica-de--eutanasia-tem-lista-de-espera

http://www.levenseindekliniek.nl/in-2013-133-keer-euthanasie-bij-levenseindekliniek/

http://www.dhnet.org.br/direitos/sip/euro/principaisinstrumentos/16.htm

http://unesdoc.unesco.org/images/0014/001461/146180por.pdf

http://www.portalmedico.org.br/novocodigo/integra_9.asp

http://www.cnecv.pt/admin/files/data/docs/1273059417_P011_FinalDaVida.pdf

http://www.cnecv.pt/admin/files/data/docs/1320431400_BiologiaSintetica_CBE-CNE-CV%20Aprovado.pdf

http://www.cnecv.pt/admin/files/data/docs/1273057219_P043_ProjLei28IX_InfoGeneticaPessoala.pdf

http://www.revistaea.org/pf.php?idartigo=214

http://www.lienfoundation.org/sites/default/files/2015%20Quality%20of%20Death%20Report.pdf

http://graphics.eiu.com/upload/eb/qualityofdeath.pdf

https://w2.vatican.va/content/pius-xii/es/speeches/1957/documents/hf_p-xii_spe_19571124_rianimazione.html.   http://www.vatican.va/roman_curia/congregations/cfaith/documents/rc_con_cfaith_doc_19800505_euthanasia_po.html

https://www.wma.net/es/policies-post/declaracion-de-la-amm-sobre-la-eutanasia/

https://www.wma.net/es/policies-post/resolucion-de-la-amm-sobre-la-eutanasia/

http://www.cmjornal.pt/mundo/detalhe/holanda-clinica-de-eutanasia-tem-lista-de--espera

http://www.dutchnews.nl/news/archives/2017/04/number-of-official-cases-of-euthanasia-rise-10-in-the-netherlands/

http://www.levenseindekliniek.nl/in-2013-133-keer-euthanasie-bij-levenseindekliniek/